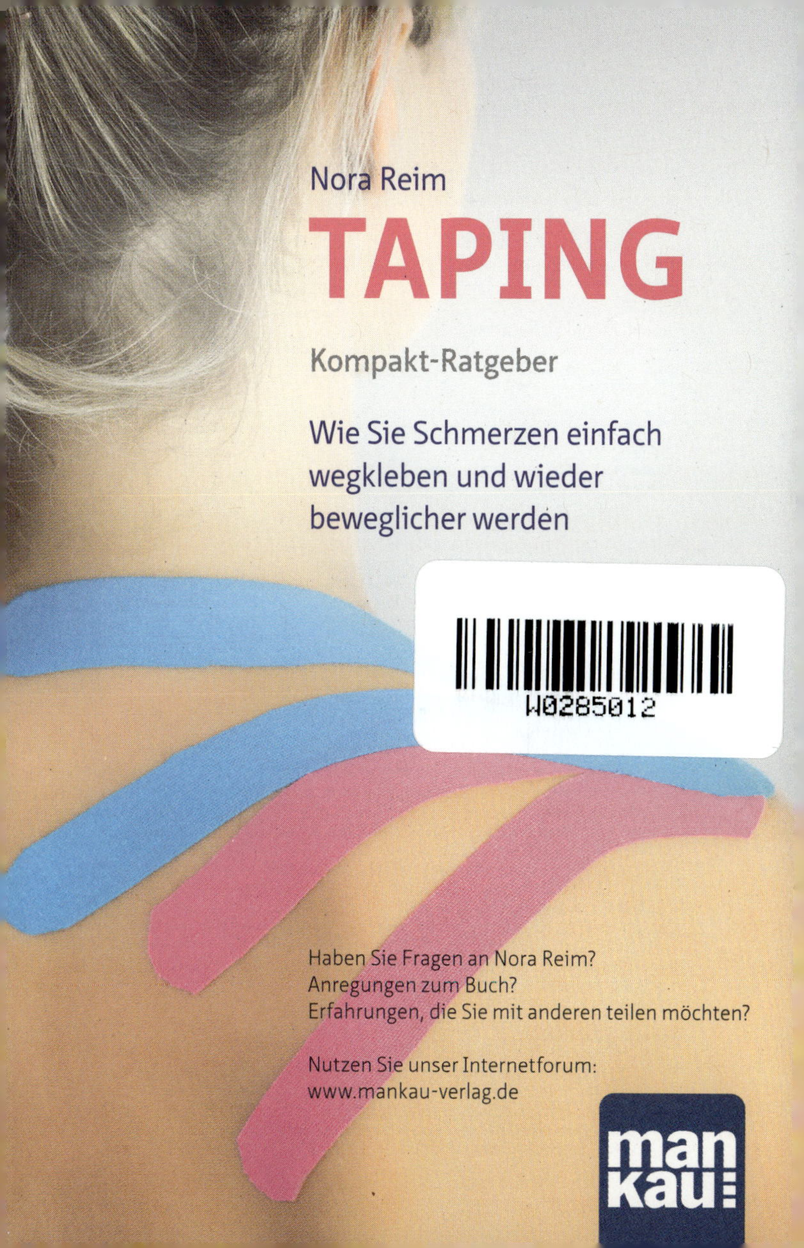

Nora Reim

TAPING

Kompakt-Ratgeber

Wie Sie Schmerzen einfach wegkleben und wieder beweglicher werden

Haben Sie Fragen an Nora Reim?
Anregungen zum Buch?
Erfahrungen, die Sie mit anderen teilen möchten?

Nutzen Sie unser Internetforum:
www.mankau-verlag.de

man kau

Impressum

Bibliografische Information der Deutschen Nationalbibliothek
Die Deutsche Nationalbibliothek verzeichnet diese Publikation in der Deutschen Nationalbibliografie; detaillierte bibliografische Daten sind im Internet über http://dnb.d-nb.de abrufbar.

Nora Reim
Taping. Kompakt-Ratgeber
Wie Sie Schmerzen einfach wegkleben und wieder beweglicher werden
ISBN 978-3-86374-361-1
1. Auflage Februar 2017

Mankau Verlag GmbH
Postfach 13 22, D-82413 Murnau a. Staffelsee
Im Netz: www.mankau-verlag.de
Internetforum: www.mankau-verlag.de/forum

Redaktion: Redaktionsbüro Diana Napolitano, Augsburg
Endkorrektorat: Susanne Langer M. A., Germering
Cover/Umschlag: Andrea Barth, Guter Punkt GmbH & Co. KG, München
Layout: X-Design, München
Satz und Gestaltung: Lydia Kühn, Aix-en-Provence, Frankreich
Energ. Beratung: Gerhard Albustin, Raum & Form, Winhöring

Bildnachweis:
© Ralf Graner: 7–11, 20, 21, 25, 26, 31, 44, 56, 59, 60, 62, 65–67, 69–71, 73–77, 81–83, 91–94, 99, 100, 105, 107, 110, 112, 114–117, 123
© Sascha Klahn/DHB: 4; **© Eberhard Wormer:** 5, 103
© DTU/Jo Kleindl: 15; **© Jan Ruff:** 39; **© Lisa Berger:** 40
© Nora Reim: 42, 95; **© Heiko Potthoff/24passion:** 63
© Can Stock Photo MichaelJayBerlin: 18; ocusfocus: 49; bluering: 52; Arlatis: 54; PeterHermesFurian: 97; yurchello108: 111
© Fotolia zinkevych: 17; GSphoto: 32; Sebastian Kaulitzki: 45; CLIPAREA.com: 80

Druck: Westermann Druck Zwickau GmbH, Zwickau/Sachsen

»Ich bin ein Öko-Buch!«
Das im Innenteil eingesetzte EnviroTop-Recyclingpapier wird ohne zusätzliche Bleiche, ohne optische Aufheller und ohne Strichauftrag produziert. Es besteht zu 100 % aus recyceltem Altpapier und entstammt einer CO_2-neutralen Produktion. Das Papier trägt das Umweltzeichen »Der blaue Engel«.

Hinweis für die Leser:
Die Autorin hat bei der Erstellung dieses Buches Informationen und Ratschläge mit Sorgfalt recherchiert und geprüft, dennoch erfolgen alle Angaben ohne Gewähr. Verlag und Autorin können keinerlei Haftung für etwaige Schäden oder Nachteile übernehmen, die sich aus der praktischen Umsetzung der in diesem Buch vorgestellten Maßnahmen ergeben. Bitte respektieren Sie die Grenzen der Selbstbehandlung und suchen Sie bei Erkrankungen einen erfahrenen Arzt oder Heilpraktiker auf.

Vorwort

Liebe Leserin, lieber Leser,
in meinem Beruf läuft es rund: Als Physiotherapeut mit Praxen in Reutlingen und Mössingen betreue ich nicht nur den Fußball-Oberligisten SSV Reutlingen, sondern seit den Olympischen Spielen 1992 in Barcelona auch die deutsche Handball-Nationalmannschaft. Wenn ein Spieler fällt und medizinische Hilfe braucht, bin ich zusammen mit dem jeweiligen Mannschaftsarzt zur Stelle. Der Ballsport und seine typischen Verletzungen sind mir bestens vertraut: Sie reichen von Muskelfaserrissen in Wade und Oberschenkel über Traumata im Sprunggelenk bis zu Leistenbrüchen der Kicker. Handballer wie der deutsche Kapitän Uwe Gensheimer klagen dagegen häufig über ein steifes Schultergelenk, einen verspannten Nacken sowie Schmerzen im Arm.
Seit 1990 behandle ich die Spieler nicht nur mit Eis-Spray, Kompressen und Massagen, sondern auch mit Tapes. Die farbigen Klebebänder habe ich bei einer Fortbildung für Physiotherapeuten im Jahr 2003 entdeckt und als Hilfsmittel im Spitzensport für gut befunden. Taping ersetzt für mich nicht die physikalische Therapie eines Physiotherapeuten, sondern ist allenfalls eine Ergänzung zu Krankengymnastik und Co.
Ich bin fest davon überzeugt, dass die Technik des Tapens jeder, also auch der medizinische Laie, lernen kann. Dazu bedarf es keiner Vorkenntnisse, sondern

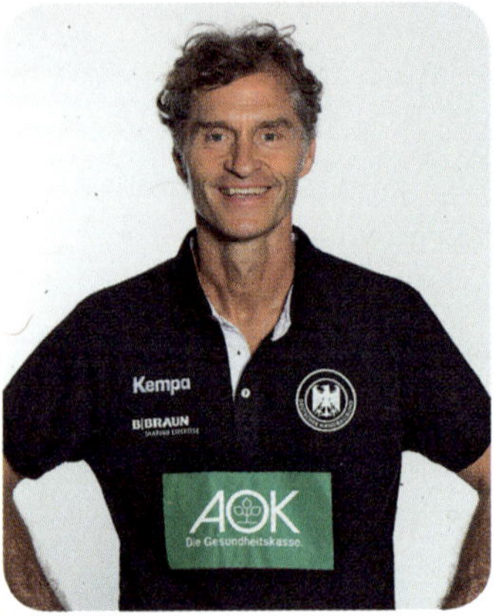

lediglich etwas Übung im Anlegen des Klebebands. So wie ein Handballer zigmal die Abfolge des sogenannten *Kempa-Tricks* trainiert, damit der spezielle Wurf im Spiel sitzt, so können auch Sie, liebe Leser, Ihre Klebetechnik verfeinern und letztendlich ein Profi-Taper werden. Als praktische Anleitung lege ich Ihnen diesen Ratgeber der Autorin Nora Reim ans Herz. Mit dem vorliegenden Handbuch lernen Sie Schritt für Schritt in Wort und Bild, wie Sie sich im Fall von körperlichen Beschwerden schnell und einfach selbst helfen können. Also, tun Sie sich selbst und Ihren Mitmenschen etwas Gutes – ohne großen Kosten- und Zeitaufwand! Ihr Körper wird es Ihnen danken.

Mit sportlichen Grüßen,

Ihr Peter Gräschus

Physiotherapeut der Handball-Nationalmannschaft
Olympia-Bronzemedaillengewinner 2016,
Weltmeister 2007, Europameister 2016

Einleitung

Erinnern Sie sich noch an die Fußball-Weltmeisterschaft 2010 in Südafrika? Im Spiel gegen Serbien sah man den deutschen Mittelfeldakteur Bastian Schweinsteiger mit einem Klebeband im Nacken über den Rasen rennen. Das Knie seines damaligen Mitspielers Lukas Podolski zierte ebenfalls ein großes Pflaster. Unvergessen der Auftritt des italienischen Stürmer-Stars Mario Balotelli bei der Europameisterschaft zwei Jahre später: Nach seinem Treffer riss sich der dunkelhäutige Torjäger das Trikot vom Leib und präsentierte der Welt seinen durchtrainierten Oberkörper: Auf dem Rücken waren drei hellblaue Streifen zu sehen.
Was hat es mit den trendigen »Tattoos« auf den Körpern zahlreicher Sportler auf sich?

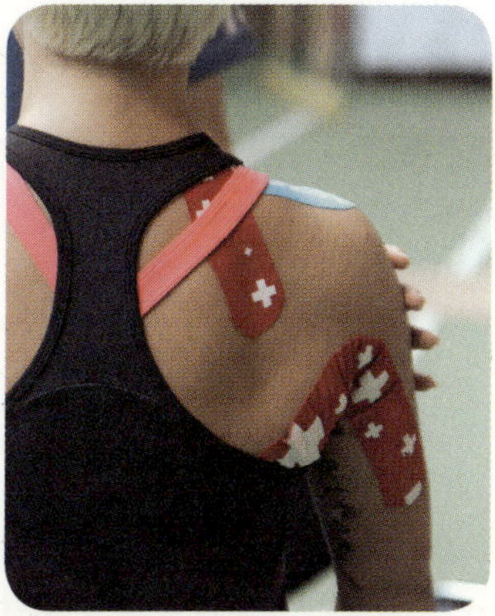

Tapes helfen nicht nur bei körperlichen Beschwerden, sondern sind auch sportliche Lifestyle-Produkte.

Die farbigen Klebebänder, in der Fachsprache *Tapes* genannt, stammen aus dem medizinischen Bereich: Physiotherapeuten haben damit zahlreiche Leistungssportler so behandelt, dass sie trotz Beschwerden weiter trainieren konnten. Inzwischen tragen immer mehr Menschen die beweglichen Baumwollpflaster auf der Haut – egal ob im Schwimmbad oder im Büro. Sie werden im Alltag von ihren Mitmenschen so lange belächelt, bis diese die wohltuende Wirkung eines Tapes am eigenen Körper erfahren.

Probieren geht bekanntlich über studieren: Im Selbsttest klebte ich mir eines Morgens vor dem Spiegel ein blaues Band an den hinteren Hals, um meine nächtlichen Nackenbeschwerden zu lindern – mit erstaunlichem Erfolg. Bereits kurze Zeit später ließ der Schmerz nach, der steife Nacken wurde wieder beweglich, und ich konnte beschwerdefrei meiner Schreibarbeit im Büro nachgehen.

Da einmal wie keinmal ist, probierte ich die Wirkung der beweglichen Baumwollpflaster zusätzlich an meiner Großmutter aus. Die 87 Jahre alte Witwe klagte über chronische Schulterschmerzen mit der Folge, dass sie ihren rechten Arm kaum heben konnte. Ich bot ihr an, die Beweglichkeit des Schultergelenks mit zwei schwarzen Streifen zu verbessern. »Oma« willigte ein, einen Taping-Versuch zu starten – schließlich habe sie in ihrem hohen Alter nichts mehr zu verlieren. Gesagt, getan: Ich beklebte meine Großmutter am Rücken, indem ich ihr zwei Bänder parallel auf Höhe des rechten Schulterblatts anlegte. Wenig später rief Oma freudig: »Ich glaube, es wird besser.«

Seitdem haben mich die Klebebänder nicht mehr losgelassen: Motiviert durch erste Taping-Erfolge im Kreis meiner Familie begann ich, die Geschichte der farbigen Streifen zu recherchieren, Fachbücher zu studieren und mich in die wundersame Welt der einfachen Selbsthilfe – frei von chemischen Nebenwirkungen – einzulesen. Herausgekommen ist der vorliegende Ratgeber, der Sie mit zahlreichen Taping-Fotos als praktische Anleitung dazu ermutigen soll, bei Beschwerden selbst Hand anzulegen. Frei nach dem Motto: Quälen Sie sich nicht länger durch den Schmerz – kleben Sie ihn einfach weg!

Bunt und beweglich: Die Auswahl an Taping-Rollen ist groß.

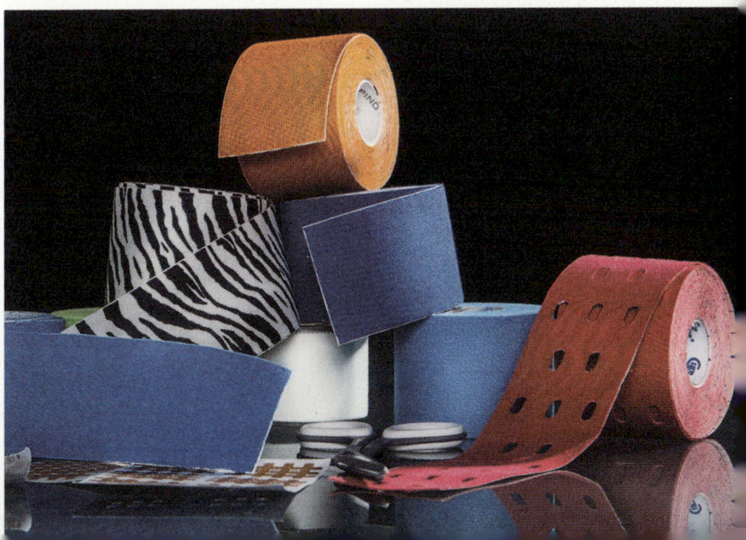

Inhalt

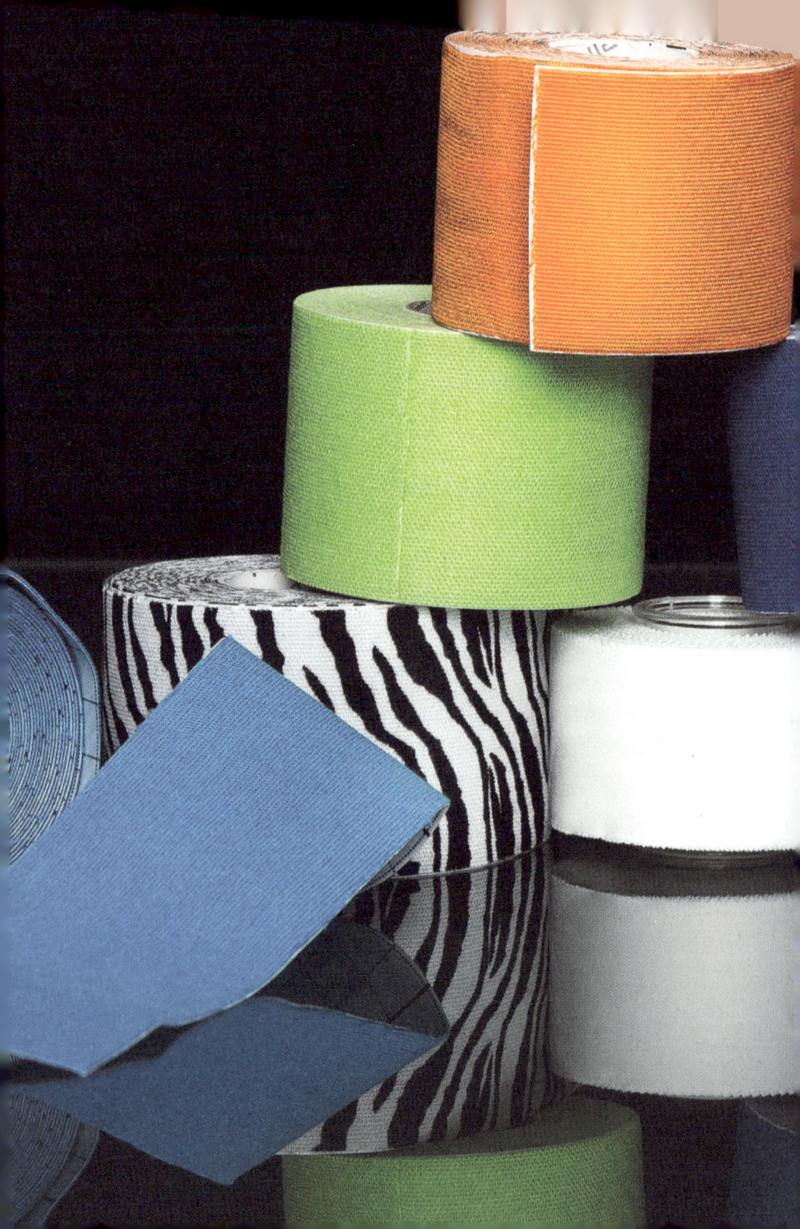

Grundlagen

Woher kommen die beweglichen Baumwollpflaster, und wer hat sie entwickelt? Was hat es mit dem Begriff des englischen »Tape« auf sich, und wie wirkt die Klebetechnik auf dem Körper? Antworten auf diese Fragen finden Sie im folgenden Kapitel.

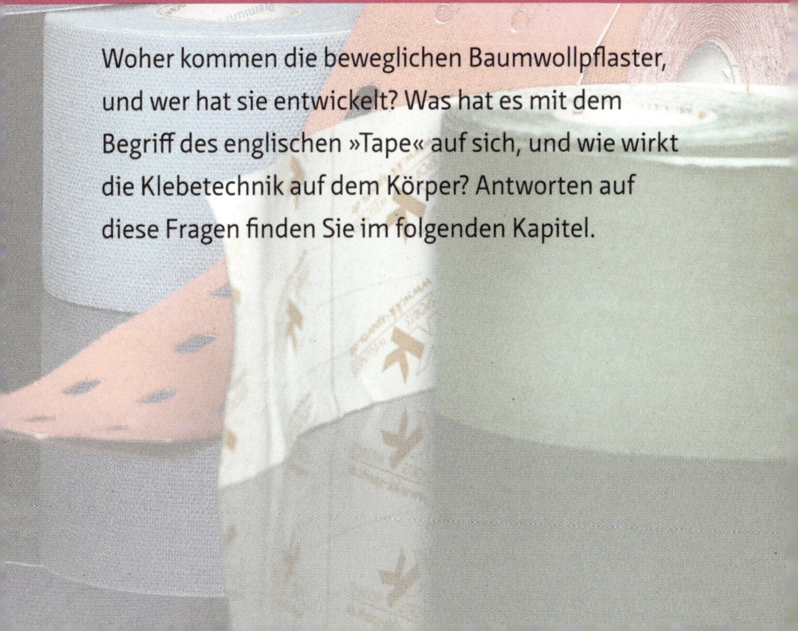

Geschichte

Die Geschichte des Tapings ist so vielfältig wie die Farbauswahl der Klebebänder. Geklebt wurde schon vor Tausenden von Jahren, allerdings nicht mit den atmungsaktiven und hautverträglichen Streifen von heute. Vielmehr versorgten die Griechen und Ägypter ihre Verletzten mit einfachen Verbandsmaterialien. Dabei handelte es sich um Stoffstreifen, die in Harz getränkt wurden. Dadurch klebten die Streifen auf der Haut bombenfest. Sobald das Harz trocknete, wurde das Material zäh wie Honig. Wie Sie sich vorstellen können, war das Ablösen eines solchen Verbands eine äußerst schmerzhafte Angelegenheit.

Was den Griechen und Ägyptern seinerzeit fehlte, war der passende Klebstoff: Er sollte einerseits zusammenhalten, was zusammengehört, andererseits musste er so leicht ablösbar sein, dass er auf der Haut keine Spuren hinterließ. Diese Ansprüche stellten eine große Herausforderung für die damaligen Forscher dar.

Im Jahr 1882 gelang einem von ihnen der Durchbruch: Der Apotheker *Paul Carl Beiersdorf* (1836–1896) entwickelte das sogenannte *Guttapercha-Pflaster* – ein Meilenstein in der medizinischen Forschung! Aus dieser Mixtur werden inzwischen sämtliche Heftpflaster weltweit hergestellt. Als Klebstoff dient der Milchsaft des malaiischen Guttapercha-Baums (malaiisch, *getah* = Gummi, *percha* = Baum). Wird dieser Saft getrocknet, erhält er eine Konsistenz vergleichbar mit Kautschuk. In Verbindung mit einer Mullbinde entsteht daraus eine Substanz, die den Anforderungen eines passenden Klebstoffs gerecht wird: die *Guttaplaste.*

Dieses Material ersetzte fortan die Verbände mit warmem Pflastermull, der mit Salben bestrichen war. Statt Harz, das zu Hautirritationen führte, hielt Guttaplaste Pflaster künftig an Ort und Stelle. Beiersdorf war so stolz auf seine Entdeckung, dass er sich das Guttapercha-Pflaster – das spätere *Leukoplast* – patentieren ließ und noch im selben Jahr das nach ihm benannte Unternehmen Beiersdorf mit Sitz in Hamburg gründete.

Der New Yorker Chirurg *Virgil Pendleton Gibney* (1847–1927) erkannte die Bedeutung dieser Erfindung für eine funktionelle Klebetechnik und entwickelte daraus den *Gibney-Verband.*

Bis dieser die Sport-Welt in Deutschland eroberte, brauchte es jedoch seine Zeit. In den 60er-Jahren kamen mit den US-amerikanischen Truppen die Pflaster ins Land. Wie man die Streifen zur Stabilisierung von Gelenken anlegt, das schaute sich der deutsche Physiotherapeut *Hermann Lohfink* bei der Football-Nationalmannschaft der USA ab. Sein Kollege, der Taping-Experte *Hans-Jürgen Montag,* fasste seine Begeisterung für die Bänder damals wie folgt in Worte: »Kein anderer Verband bietet bei sportlichen Aktivitäten eine derart hohe Stabilität und damit einen so sicheren Verletzungsschutz wie der Tape-Verband.«

INFO

KURZDISTANZ-TRIATHLETIN *ANJA KNAPP* WURDE IM JAHR 2006 »ZUGEKLEBT«

»Das erste Mal von Kinesio-Taping gehört habe ich bei der Triathlon-Europameisterschaft in Frankreich im Jahr 2006. Der damalige Physiotherapeut der Deutschen Triathlon Union (DTU) hat die Tapes anschließend nach Deutschland gebracht. Da zu diesem Zeitpunkt nur eine begrenzte Anzahl von Fachleuten davon wusste, wurden wir Athleten als »zugeklebt« abgestempelt. Das erste Tape wurde zur Entlastung an meinem unteren Rücken angelegt. Seitdem will ich auf die bunten Pflaster nicht mehr verzichten. Denn ich habe das Gefühl, dass mir die Tapes helfen, wieder schneller fit zu werden und Schmerzen zu lindern. Besonders geholfen haben mir die Bänder als Narben-Behandlung nach einem schweren Radsturz.

Mittlerweile bin ich sogar in der Lage, ein paar Tapes selbst anzulegen. Wie das geht, hat mir ein Physiotherapeut beigebracht. Am Anfang war es nicht ohne, dennoch denke ich, dass man die Klebetechnik mit der Zeit und unter Anleitung lernen kann. Es sieht zwar einfach aus, aber es steckt mehr dahinter, als nur auf die Haut zu kleben – und fertig.

Für mich persönlich finde ich pinkfarbene und blaue Klebebänder als hilfreich. Größe und Stelle sind bei mir relativ flexibel – dort, wo es zwickt und zwackt, wird behandelt. Allerdings wird nicht wöchentlich oder gar täglich geklebt,

INFO

sondern gut durchdacht, damit die Reize vom Körper verarbeitet werden können. Derzeit trage ich Tapes an den Beinen, um die Beinachse zu korrigieren. Das Klebeband ist dabei so angelegt, dass meine Muskulatur und die Faszien merken, in welche Richtung sie arbeiten müssen.«

Anja Knapp, hier auf der Zielgeraden beim Kurzdistanz-Rennen in Stockholm, hat kaum eine Stelle am Körper, die noch nicht mit einem Tape beklebt wurde.

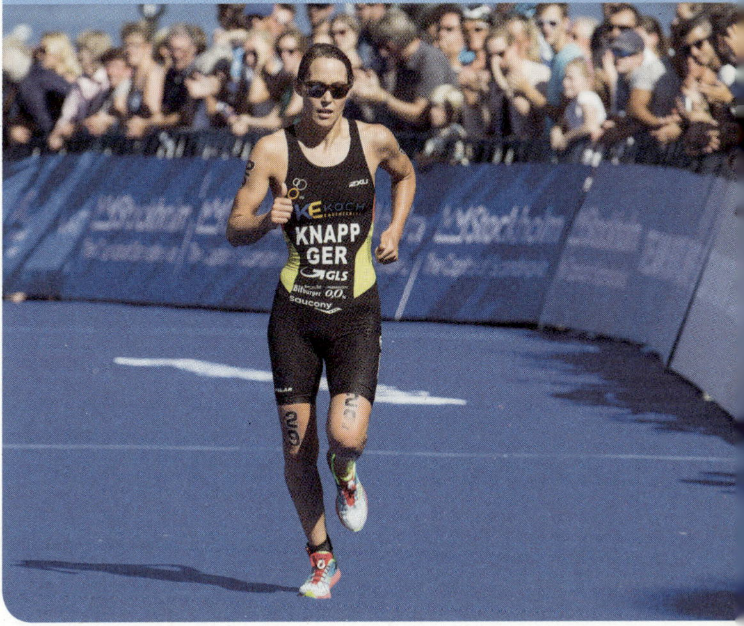

Begriff

Die Bezeichnung »Tape« für die Klebebänder hat sich hierzulande inzwischen eingebürgert. Die deutsche Übersetzung für das englische Wort »Tape« bedeutet »Band, Streifen«. Unter *Taping* versteht man den entsprechenden Vorgang, also das Anlegen des Tapes auf der Haut. Taping gilt als eine Form der Manualtherapie, die bevorzugt von Physiotherapeuten angewandt wird. Dabei arbeitet der Therapeut mit seinen Händen. Mittlerweile gibt es verschiedene Methoden des Tapings:

Aku-Taping
→ an den Meridianen und Akupunktur-Punkten
Faszien-Taping
→ an den Leitbahnen des Bindegewebes
Dolo-Taping
→ an den Schmerz- und Trigger-Punkten

Alle gehen auf die ursprüngliche im Jahr 1973 von *Dr. Kenzo Kase* begründete Taping-Methode zurück und nutzen das Prinzip der Kinesiologie (griech. *kinese* = Bewegung). Im Gegensatz zum rigiden Taping mit starren Verbänden werden beim *Kinesio-Taping* elastische Streifen eingesetzt. Sie ermöglichen ihrem Träger maximale Bewegungsfreiheit (Free Range of Motion), ohne die Haut zu belasten. Zahlreiche Leistungssportler schwören auf die wohltuende Wirkung eines Tapes.

Wirksamkeit

Der gesundheitliche Nutzen des Klebebands ist umstritten. Das liegt daran, dass es bisher keine wissenschaftliche Studie gibt, die die Wirksamkeit eines Tapes bei seinem Träger bestätigt. Vielmehr stellten die meisten Forscher bei ihren Untersuchungen kaum messbare oder lediglich vorübergehende Wirkungen fest, die man als Placebo-Effekt betrachten muss. Aus diesem Grund wird die Taping-Methode von den gesetzlichen Krankenkassen medizinisch nicht anerkannt, und die Kosten werden für eine professionelle Behandlung nicht erstattet. Vielmehr gilt das Anlegen eines farbigen Streifens als *individuelle Gesundheitsleistung (IGeL)*, die vom Patienten aus eigener Tasche bezahlt werden muss. Einig sind sich die Experten darin: Taping ist kein Ersatz für eine ärztlich verordnete Behandlung wie etwa eine Physiotherapie, sondern allenfalls eine Ergänzung!

Taping ersetzt keine Physiotherapie, sondern ergänzt sie.

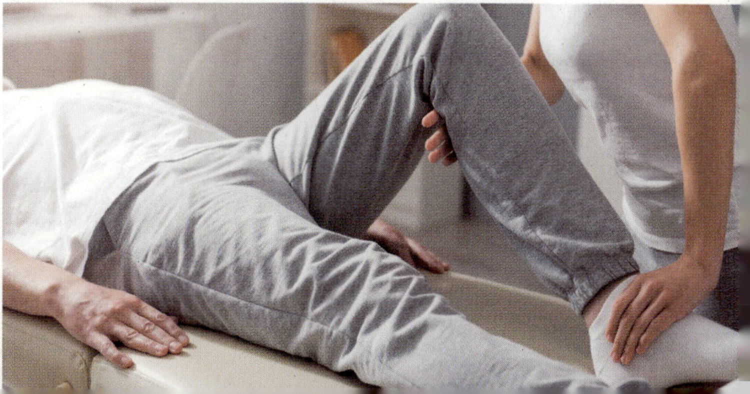

Kosten

Die Kosten sind mangels einheitlicher Gebührenordnung von Therapeut zu Therapeut unterschiedlich. In der Regel belaufen sie sich auf rund 11 Euro für ein Tape mittlerer Größe. Hinzu kommt der Arbeits- und Zeitaufwand des Therapeuten, der mit durchschnittlich 15 Euro zu Buche schlägt. Für etwa zehn Minuten Befunderhebung inklusive Taping zahlen Sie beim Physiotherapeuten also satte 26 Euro! Dieses Geld können Sie sich getrost sparen, indem Sie künftig selbst Hand anlegen. Dazu bedarf es weder einer medizinischen Vorbildung noch einer ausgefeilten Klebetechnik. Sie brauchen lediglich eine Taping-Rolle vom Discounter (im Zweierpack für rund 5 Euro inklusive bebildertem Beipackzettel), zwei Hände und ein bisschen Übung. Sie werden sehen: Je öfter Sie sich selbst tapen, desto besser wird Ihre Technik.

Selbst kleben spart bares Geld.

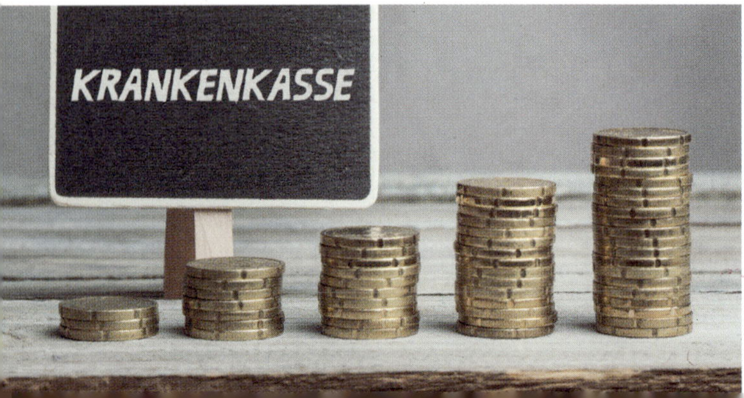

INFO

»KEIN HEXENWERK« FÜR LANGDISTANZ-TRIATHLET *MICHAEL GÖHNER*

»Beim Training am Olympiastützpunkt Stuttgart kam ich als Spitzen-Triathlet schon früh mit den Klebebändern in Berührung. Von der Therapie des Kinesio-Tapings erfahren habe ich jedoch erst später durch meinen Schwimmtrainer Steffen Amann. Das erste kinesiologische Tape – ein blaues Band – hat mir mein behandelnder Arzt Dr. Norbert Dehoust vor etwa drei Jahren am Sprunggelenk angelegt.
Ich trage die Streifen am Körper, weil ich von ihrer Wirkung überzeugt bin:
An den Fersen helfen sie mir, in den Laufschuhen mechanische Reibungen zu vermeiden. An der Wade und am Rücken geben sie mir ein gutes Gefühl im Training, lösen Verspannungen und fördern somit die Regeneration.
Inzwischen lege ich bei Beschwerden selbst Hand an. Denn die Klebetechnik ist kein Hexenwerk – jeder kann sie lernen! Am Rücken benötigt man vielleicht etwas Hilfe, ansonsten kann man sich mit etwas Übung selbst bekleben.
Mein persönliches Lieblings-Tape ist ein blauer Streifen an der Ferse, an der ich lange Zeit Schmerzen beim Laufen hatte. Schwarze Bänder wirken dagegen bei mir komischerweise nicht. So hat eben jeder seine Lieblingsfarbe, der dann auch eine verstärkte Bedeutung auf der Haut zukommt.«

Kurse

Die wenigsten Physiotherapeuten lernen das Anlegen der Bänder in der Ausbildung, sondern besuchen irgendwann ein Taping-Seminar am Wochenende, um sich beruflich fortzubilden. Diese Wochenendkurse werden in der Regel von kommerziellen Anbietern zu Wucherpreisen durchgeführt. Letztendlich wird in derartigen Seminaren nichts anderes vermittelt als eine »Anleitung zum Taping« in Form eines Skripts, das sich der Therapeut mit der Teilnahmegebühr »erkauft«. Eine solche Gebrauchsanweisung haben Sie mit dem vorliegenden Ratgeber erworben – und das zu einem weitaus günstigeren Preis! Nur anwenden müssen Sie das auf diesen Seiten vermittelte Wissen noch selbst.
Also trauen Sie sich, die Klebetechnik am eigenen Körper selbst auszuprobieren. Wir geben Ihnen sprichwörtlich unsere Hand darauf: Sie können dabei absolut nichts falsch machen – im Gegenteil: Ihre Beschwerden können nur besser werden!

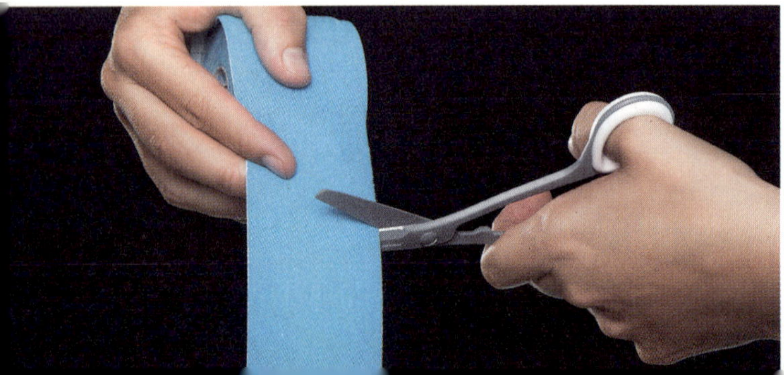

Material

Tapes besitzen verschiedene Eigenschaften und Funktionen. Sie reichen von atmungsaktiv über elastisch bis zu hautverträglich. Dementsprechend sind die Bänder dehnbar, schweißresistent und wasserfest.

Eigenschaften

Das Trägermaterial eines Tapes besteht größtenteils aus Baumwolle. Dieses reißfeste Material ist nicht zuletzt der Hautverträglichkeit geschuldet: Wie ein kuscheliger Baumwoll-Pullover schmiegt sich das Band an die menschliche Haut. Damit es zusätzlich nachgibt und jede Bewegung seines Trägers mitmacht, ist das Baumwollpflaster mit einem Anteil von drei bis vier Prozent mit Elastan-Fäden durchzogen. Die Elastizität, also die widerstandsfähige Festig- oder Steifigkeit, eines Klebebands beträgt durchschnittlich 40 bis 75 Prozent in Längsrichtung, abhängig vom Anteil der Beimischung. Manche Streifen sind sowohl längs- als auch schrägelastisch. Die Dehnbarkeit in alle Richtungen hat sich besonders beim Taping von Blutergüssen (Hämatomen) bewährt.

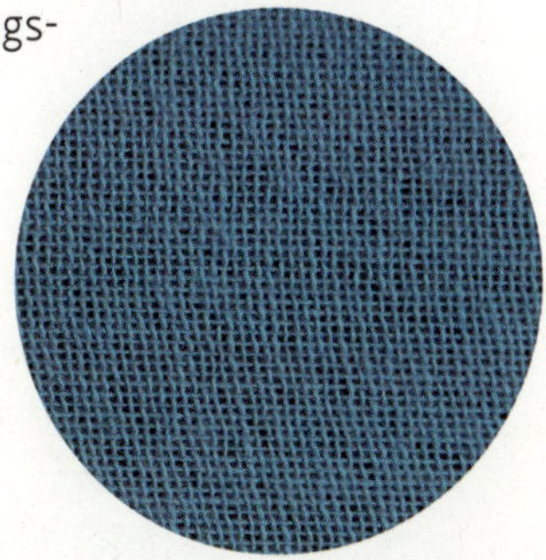

Das Gewebe eines Kinesio-Tapes ist elastisch.

Eine Trägerfolie aus beschichtetem Papier hält das Tape – wie ein Heftpflaster – frei von Schmutz und Verunreinigungen. Wird diese Folie vor dem Anlegen abgezogen, kommt an der Tape-Unterseite der Polyacrylatkleber zum Vorschein. Dieser allergenfreie Klebstoff soll das Band an Ort und Stelle halten. Er ist thermoaktiv, wird also durch Körperwärme sowie Anreiben des Tapes auf der Haut freigesetzt. Der Kleber ist in Wellenform aufgetragen, damit er mit minimaler Klebemenge die maximale Haftkraft auf der Haut erreicht. Zu viel Klebstoff würde die Luftzufuhr und die Feuchtigkeitsabfuhr unter dem Band einschränken sowie die Haut mangels Atmungsaktivität schädigen. Bei starker Haftkraft würden ferner Klebereste nach dem Abziehen zurückbleiben. Begnügt man sich mit weniger Klebstoff, würde sich das Tape mangels Haftbarkeit nach kürzester Zeit ablösen.

Funktionen

Die besonderen Eigenschaften eines Tapes ermöglichen seine Funktion: Das Klebeband ist wegen der Elastan-Fäden atmungsaktiv. Außerdem gilt der sensitive Acrylatkleber als sehr hautverträglich. Ferner ist es dehnbar sowie wasserfest: Duschen, Schwimmen und Schwitzen machen ihm nichts aus. Ein Tape sollte so lange getragen werden, wie es der Körper braucht. Andernfalls rollt es sich an den abgerundeten Ecken langsam ab und gibt seinem Träger somit das Zeichen zum Entfernen unter warmem Wasser. Im Gegensatz zum Heftpflaster sollte das Band behutsam abgezogen statt ruckartig abgerissen werden.

INFO

ZU RISIKEN UND NEBENWIRKUNGEN EINES TAPING-VERBANDS ...

... brauchen Sie weder Ihren Arzt noch Apotheker zu fragen, denn: Die beweglichen Baumwollpflaster sind frei von chemischen Nebenwirkungen. In seltenen Fällen kann es nach dem Anlegen zu Hautirritationen kommen. Testen Sie dazu die Verträglichkeit vorab mit einem kleinen Stück Klebeband am Körper, am besten in der Ellenbeuge. Bei offenen Wunden sollten Sie lieber auf Tapes verzichten und stattdessen ein Heftpflaster benutzen. Nicht zu empfehlen sind die Streifen bei unklaren Fieber- und Tumor-Erkrankungen sowie bei Sonnenbrand und unmittelbar nach einem Solarium-Besuch. Ansonsten gilt: Das Schlimmste, was Ihnen passieren kann, ist, dass das Tape nicht wirkt. In diesem Fall ziehen Sie den Streifen ab und probieren eine andere Farbe auf Ihrer Haut aus (siehe »Farbtest mit Partner«, Seite 61)!
Sollten Sie also das Gefühl haben, dass eine bestimmte Farbe keine Wirkung auf den Körper zeigt, sind Sie in guter Gesellschaft: Langdistanz-Triathlet Michael Göhner etwa schwört auf die Farbe Blau auf seinem trainierten Körper.
Sie sehen: Das Spiel mit den Farben macht nicht nur Spaß, sondern auch viel aus. Bekennen Sie also Farbe!

Methoden

Im Verlauf der Zeit haben sich verschiedene Taping-Methoden entwickelt. Angefangen vom rigiden Taping mit starren Verbänden über elastische Kinesio-Streifen nach *Dr. Kenzo Kase* bis zum myofaszialen Kleben unter Einbeziehung des Bindegewebes ist alles möglich.

Rigides Taping

Die Methode des rigiden Tapings war der Vorläufer des weitaus bekannteren Kinesio-Tapings. Wie der Name vermuten lässt, handelt es sich dabei um eine Verbandstechnik mit starren, nicht-elastischen Materialien. Sie wurde in den 80er-Jahren von der australischen Manual-Therapeutin *Jenny McConnell* eingeführt. Ihre vollumfängliche Behandlung von Beschwerden der Kniescheibe ist unter Physiotherapeuten weltweit bekannt und wissenschaftlich bestätigt. McConnell etablierte damit starre Tape-Anlagen in der Physiotherapie, um die Muskulatur zu beeinflussen. Mit rigidem Taping werden bis heute Gelenke fixiert und somit stabilisiert. Am besten geht das mit dem sogenannten Leuko-Tape.
Die Methode von McConnell hat allerdings den Nachteil, dass der Tragekomfort des rigiden Tapes – besonders bei längerer Anwendung – leidet. Außerdem kann die Luft unter dem festen Verband nicht zirkulieren, mit der Folge, dass die Haut darunter beeinträchtigt wird.

INFO

LEUKO-TAPE FIXIERT UND STABILISIERT GELENKE

Leuko-Tape, auch Sport-Tape genannt, ist eine bestimmte Form von Tapes. Es ist weder elastisch noch dehnbar, sondern vielmehr steif und rigide. Dennoch hat das weiße Klebeband durchaus seine Berechtigung: Es wird zum Stabilisieren von Gelenken angewendet und gibt seinem Träger Halt und Sicherheit.
Fußballspieler tragen Leuko-Tapes gerne oberhalb des Sprunggelenks unter den Stutzen, um ihre Schienbeinschoner zu fixieren und somit am Verrutschen zu hindern.
Kletterer schwören sowohl am Fels als auch an der Wand auf die rigiden Tapes: Sie stabilisieren die Finger ihres Trägers und verbessern dadurch die Griffsicherheit.

Leuko-Tapes geben nicht nach und haben eine typische Zacken-Struktur.

Kinesio-Taping

Kinesio-Taping ist die bekannteste Methode und eng mit dem Namen von *Dr. Kenzo Kase* verbunden. Der japanische Arzt und Chiropraktiker war mit seinem Latein am Ende, weil seine chiropraktische Behandlung häufig nicht das gewünschte Ergebnis beim Patienten hervorrief. Daraufhin erprobte Kase Anfang der 70er-Jahre ein neues Verfahren mit festen Sport-Tapes. Einige Zeit später fiel dem Arzt ein elastisches Klebeband in die Hände. Kase entwickelte es weiter, indem er die Muskulatur und das Lymphsystem des Menschen in die Therapie integrierte. Sein Ziel war es, Patienten nach einer Verletzung oder einem Trauma nicht mehr mit rigidem Taping zu schonen, sondern vielmehr durch elastische Streifen zu mobilisieren. Das war die Geburtsstunde des Kinesio-Tapes!

Beim Kinesio-Tape wird die Wellen-Struktur des Polyacylatklebers deutlich, das Leuko-Tape ist dagegen durchgängig mit Klebstoff beschichtet.

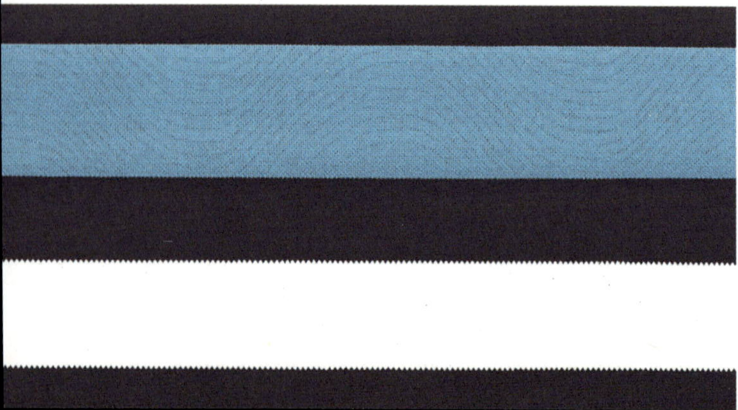

INFO

DAS KINESIO-TAPE KAM DANK EINES PFERDEKUSSES AUS DER JAPANISCHEN FUSSBALL-LIGA NACH EUROPA

Angefangen hatte alles im Jahr 1996 mit einem sogenannten Pferdekuss, also einer Prellung am Oberschenkel: Der ehemalige Fußball-Profi *Alfred Nijhuis* spielte nach Stationen bei Borussia Dortmund und dem MSV Duisburg am Ende seiner Profi-Karriere in der japanischen Liga. In einem seiner zahlreichen Zweikämpfe wurde der Niederländer vom Gegner mit so einer Wucht am vorderen Oberschenkel getroffen, dass er den Platz verlassen und sich vom Mannschaftsarzt behandeln lassen musste. Dieser Mann war kein Geringerer als Dr. Kenzo Kase. Statt der üblichen Massagen und Medikamente verordnete der Therapeut seinem Patienten ein elastisches Klebeband, das seine wohltuende Wirkung nicht verfehlte, wie Nijhuis begeistert berichtete:
»Der Druck hat sofort nachgelassen, und drei Tage später stand ich wieder auf dem Platz.«
Der ehemalige Bundesliga-Spieler war so begeistert von der Behandlung mit dem Band, dass er die Therapie nach seiner Rückkehr im Jahr 1998 von Tokio in Europa einführte. Drei Jahre später fand das erste Taping-Seminar von *Kenzo Kase* in Deutschland statt. Die meisten Taping-Methoden gehen auf Kases Klebebänder zurück und wurden auf dieser Grundlage zu einer eigenständigen Technik weiterentwickelt.

Für diese – inzwischen weltweit bekannte – Methode machte sich Kase die Prinzipien der Osteopathie, eines Diagnose- und Therapie-Verfahrens des US-Amerikaners *Andrew Taylor Still*, zunutze.

Diese lauten:

- Die Durchblutung steht an erster Stelle.
- Die Körperstrukturen und Funktionen beeinflussen sich gegenseitig.
- Der Körper kann sich selbst heilen.
- Der Körper wird als Ganzes gesehen.

Myofasziales Taping

Die dritte große Methode ist das myofasziale Taping (griech. *myos* = Muskel, lat. *fascia* = Verbund, Bündel). Darunter versteht man das Anlegen des Klebebands entlang der Faszien, also des Bindegewebes im menschlichen Körper. Das Gewebe bildet zusammen mit unseren Muskeln eine Einheit.

Menschliche Muskeln: quergestreift oder glatt?

Unter Muskeln versteht man die kontraktilen Organe des Menschen, die unsere einzelnen Körperteile bewegen. Sie bestehen aus den Eiweiß-Bausteinen Troponin, Actin, Myosin und Tropomyosin.

Quergestreifte Muskulatur: Unter dem Mikroskop sind Querstreifen erkennbar, unterteilt sich in Herz- und

Skelettmuskulatur, der menschliche Körper verfügt über 600 Skelettmuskeln.
Glatte Muskulatur: Hat keine Querstreifen, unterliegt nicht der bewussten Kontrolle, wird über das vegetative Nervensystem angesteuert, etwa Darm- und Gefäßmuskulatur.

Myofasziale Leitbahnen nach Thomas Myers

Der Amerikaner *Thomas Myers* hat die Anatomie des Menschen in fasziale Leitbahnen unterteilt, die sich wie die Meridiane in der Traditionellen Chinesischen Medizin (TCM) durch unseren gesamten Körper ziehen. Beim myofaszialen Taping macht sich der Behandler dieses Wissen zunutze, indem er das Klebeband an der entsprechenden Faszien-Muskel-Einheit anlegt. Als Begründer dieser modernen Methode gilt der deutsche Physiotherapeut *Markus Erhard*.

Rückenlinie: Streckung des Oberkörpers nach hinten und oben
Bauchlinie: Beugen, Heben und Senken des Oberkörpers
Seitlinie (rechts und links): Seitwärtsneigung des Körpers
Armlinie (vorn und hinten): Bewegen Arme, Hände, Schultern
Spirallinie: Sie winden sich wie eine Schlange um das menschliche Skelett und sorgen für eine bessere Haltung und Stabilisierung sowie Aufrichtung des gesamten Körpers.

Mit dieser »Landkarte der Leitbahnen« im Kopf kann der Physiotherapeut das Tape effektiv auf die Haut des Patienten kleben – selbst wenn der Schmerz von einer ganz anderen Stelle im Körper ausgelöst wird. Denn alle myofaszialen Leitbahnen – Rückenlinie, Bauchlinie, Seitlinie, Armlinie und Spirallinie – setzen hinter dem Ohr an einem kleinen Knochenvorsprung respektive am Hinterhaupt des Schädels an. Durch den Zug aus verschiedenen Richtungen entsteht ein großes Spannungs-

INFO

MYOFASZIALES TAPE SORGT SICH UM DEN SCHMERZ

Ein Tape nimmt sich der körperlichen Beschwerden seines Trägers an. Da die bewusste und unbewusste Aufmerksamkeit immer wieder auf die belastete Stelle gelenkt wird, empfindet der Betroffene den Schmerz als weniger intensiv. Stattdessen wird die »Verantwortung« – wie im Problem-Gespräch mit einem lieben Menschen – auf das Tape übertragen, im Vertrauen darauf, es werde sich »um unsere Sorgen kümmern«.
Die psychische Wirkung lässt sich auch physisch erklären: Das Klebeband reizt durch die Anhaftung auf der Haut verschiedene Rezeptoren, beeinflusst Faszien wie Muskeln und meldet dem Gehirn über die Nervenbahnen: »Schmerz, lass nach!«

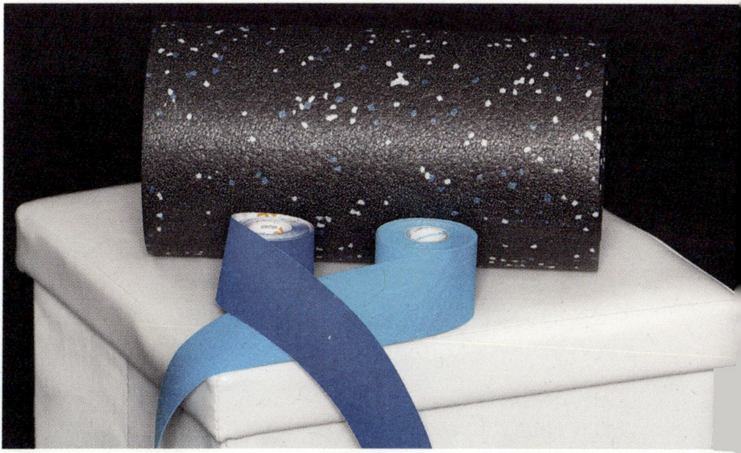

Myofasziale Tapes können wie eine Faszien-Rolle aus Schaumstoff das Bindegewebe in Bewegung bringen.

feld am unteren Rand des Schädels. Die einzelnen Linien regulieren dabei die Zugkräfte sowie die Stellung unseres Kopfes und beeinflussen die Gelenkposition sowie die Arbeit der kleinen Muskeln unserer Kopfgelenke. Kommt es zu Fehlstellungen und Spannungen im Bereich der beiden oberen Halswirbel, ist das in vielen Fällen ein Zeichen von Dysbalancen in den unteren Bereichen der myofaszialen Ketten. Denn am Atlas, dem ersten Halswirbel, laufen alle Fäden zusammen. Er hält unseren Kopf wie eine Kugel in zwei Händen und ist daher erheblichem Druck von allen Seiten ausgesetzt. Stimmt die Gesamtspannung unseres Körpers, ist die Halswirbelsäule entlastet. Ein Zuviel an Körperspannung kann dagegen mit einem myofaszialen Tape reguliert werden. Das spezielle Klebeband wirkt dabei sowohl mechanisch als auch über die Nervenbahnen.

Die Methode des myofaszialen Tapings ist – wegen ihres Fachwissens um die myofaszialen Leitbahnen – so anspruchsvoll, dass sie nicht für jedermann geeignet ist. Selbst unter den Physiotherapeuten wird sie skeptisch betrachtet und hat sich bei Weitem nicht so durchgesetzt wie das bewährte und beliebte Kinesio-Taping. Aus diesem Grund konzentrieren wir uns auf den folgenden Seiten auf diese Methode, die wir der Einfachheit halber als »Taping« bezeichnen.

AHA!

Rigides Taping: *steif, setzt auf Stabilisierung und Schonung*
Kinesio-Taping: *elastisch, setzt auf Bewegungsfreiheit*
Myofasziales Taping: *elastisch, setzt auf fasziale Leitbahnen*

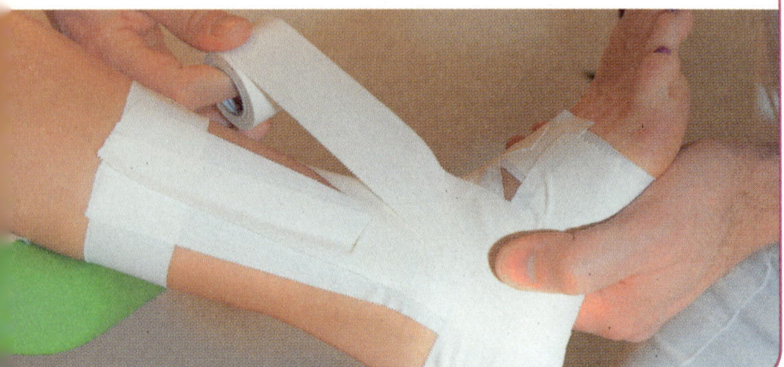

Exkurs: Faszinierende Faszien – Bindegewebe für jedermann

Ihnen tut auf dem Bürostuhl oft der Rücken weh, Sie können den Arm beim Putzen nur mit Mühe heben, und Ihr Fuß schmerzt bei jedem Schritt? Dann seien Sie unbesorgt – Ihnen kann geholfen werden! Denn ein schmerzhafter Rücken nach langem Stehen oder Sitzen hat oft vielfältige Ursachen: In den meisten Fällen sind nicht fehlende Bewegung oder schwache Bandscheiben schuld daran, vielmehr ist der Auslöser bei 80 Prozent aller Rückenschmerzen unklar. Falls Ihr Hausarzt also mit seinem Latein am Ende ist, denken Sie an das Bindegewebe in Ihrem Körper: die sogenannten Faszien.

Körperweites Netzwerk von Fasern

Der Begriff der Faszien leitet sich vom lateinischen »Fascia« ab und bedeutet so viel wie »Verbund, Bündel, Verbinden«. Unter Faszien versteht man also ein Bündel von einzelnen Fasern, die zusammen das Bindegewebe im menschlichen Körper bilden. Diese Stränge sind mit durchschnittlich zwei Millimetern winzig klein, können jedoch eine Zugkraft von mehr als 60 Kilogramm aushalten. Diese Fähigkeit macht Faszien so reißfest. Führen Sie sich ein Bild des menschlichen Körpers aus einem Medizinlehrbuch vor Augen: Können Sie das milchige bis transparente Fleisch im Bewegungsapparat – im

Gegensatz zu den roten Muskelfasern – erkennen? So sehen Ihre Faszien aus! Da sie hauptsächlich aus einem Geflecht von Kollagenfasern bestehen, also eiweißhaltigen Strängen in einer wässrig-klebrigen Grundsubstanz, sind sie nahezu farblos. Dieses durchsichtige Gewebe durchdringt Ihren ganzen Körper und gibt ihm seine Form – ein körperweites Netzwerk.

Faszien und Muskeln im Doppelpack

Faszien befinden sich grob gesagt überall dort, wo Muskeln sind. Denn das Bindegewebe umhüllt, schützt und strafft sie. Außerdem nehmen gesunde, trainierte Fasern dank ihres Katapult-Mechanismus den Muskeln einiges an Arbeit ab:

Wenn beispielsweise ein Gewichtheber 350 Kilogramm in die Höhe stemmt, dann ist daran zu 80 Prozent das Gewebe im Körper aktiv beteiligt – eine faszinierende Leistung!

Faszien sind ungemein beweglich und lassen sich wie Muskeln zusammenziehen, allerdings unterscheiden sie sich in der Anpassung: Sie sprechen nicht so schnell auf regelmäßiges Krafttraining an wie Muskeln. Vielmehr benötigt das Bindegewebe mindestens drei Monate, um sich an neue Trainingsreize anzupassen und dadurch den Muskeltonus, also den Spannungszustand unseres Körpers, zu erhöhen. Grund ist der Umbauprozess der Bindegewebszellen, die erst nach einer gewissen Zeit vermehrt Kollagen, also Eiweiß, produzieren und somit

das Gewebe straffen. Deshalb sollte ein Faszien-Training immer langfristig angelegt sein.
Die gute Nachricht für alle Ungeduldigen ist: Die dadurch hervorgerufenen Veränderungen sind weitaus nachhaltiger als die durch regelmäßiges Krafttraining. Während ein dicker Muskel bereits nach zwei Wochen Krankheit erschlafft, kann der straffe Zustand des Bindegewebes selbst bei längerer Untätigkeit erhalten werden. Faszien lieben einen moderaten Wechsel aus An- und Entspannung und sollten daher mindestens 48 Stunden lang geschont werden. In dieser Zeit können sie sich ausreichend erholen und wieder frisches Kollagen produzieren.

Übungen für mehr Beweglichkeit im Alltag

Damit Ihr Bindegewebe bis ins hohe Alter geschmeidig wie bei einer Katze bleibt, müssen Sie es regelmäßig lockern. Am besten üben Sie zweimal pro Woche jeweils zehn Minuten. Das ist die Empfehlung des renommierten Ulmer Faszien-Forschers Dr. Robert Schleip.
Der Schwabe weiß aus eigener Erfahrung: »Man muss seine Faszien pflegen wie einen schwäbischen Bausparvertrag.« Weniger ist also mehr, besonders am Anfang. Regelmäßige Übung bringt Ihnen jedenfalls nicht nur Ihre Schmerzfreiheit zurück, sondern auch Beweglichkeit im Alltag sowie ganzheitliches Wohlbefinden. Wem der Rücken keine Beschwerden bereitet, der kann aufrecht durchs Leben gehen – und hat wie bei einem Bausparvertrag eine langfristige Rendite.

Als Einsteiger empfiehlt es sich, mit aktiven Dehnübungen zu beginnen, etwa der Rekel-Dehnung nach dem Vorbild einer Katze: Krallen Sie sich mit den Händen an einem Punkt auf dem Boden fest und ziehen Sie Ihren Rücken in Richtung Po nach hinten. Halten Sie die Spannung für einen kurzen Moment und genießen Sie die wohltuende Wirkung danach: Sie werden fasziniert sein, wie viel Beweglichkeit in Ihrem Rücken steckt!

AHA!

Buch-Tipp: *Mehr Informationen erhalten Sie im Kompakt-Ratgeber* ***»Faszien«****.*

- *Warum unser Bindegewebe so wichtig für Knie, Schultern und Rücken ist*
- *Was Sie für Ihr Faszien-Training brauchen und wie es funktioniert*
- *Mit drei wirkungsvollen Übungsprogrammen*

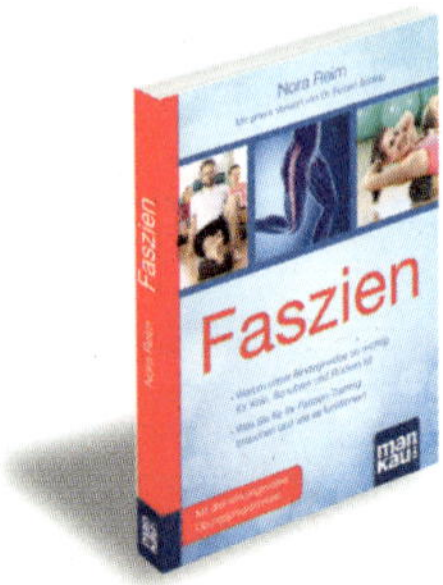

»Faszien« von Nora Reim, Mankau Verlag, 2. Aufl. 2016

Faszien-Training: Die fünf größten Irrtümer

Sie joggen regelmäßig oder gehen ins Fitnessstudio? Gut so! Doch Ausdauer- und Krafttraining sind lediglich ein Teil für körperliche Gesundheit und ganzheitliches Wohlbefinden. Denn wer bis ins hohe Alter beweglich und geschmeidig bleiben will, muss seine Faszien trainieren. Das glauben Sie nicht? Dann unterliegen Sie einem Irrtum! Wir klären Sie im Folgenden über die fünf größten Fehleinschätzungen zum Faszien-Training auf.

1. Faszien sind nicht sichtbar wie Muskeln

Falsch! Richtig ist: Bindegewebe definiert Ihren Körper zwar nicht so wie trainierte Muskeln. Dennoch formen Faszien sehr wohl die äußere Hülle des Menschen. Die einzelnen Fasern umgeben nämlich Ihre Muskeln und sind somit verantwortlich dafür, ob Ihr Bizeps am vorderen Oberarm schlaff herunterhängt oder straff sitzt. Krafttraining ist also nur die halbe Miete, wenn Sie gut aussehen wollen.

2. Faszien werden automatisch mittrainiert

Falsch! Richtig ist: Regelmäßige Bewegung trainiert mitunter Ihr Bindegewebe. Allerdings reicht Joggen allein nicht aus, um die sogenannte Plantarfaszie an der Fußsohle elastisch zu halten. Vielmehr sollten Sie dafür gezielte Sprünge sowie die Selbstmassage in Ihr Faszien-Training einbauen. Am besten geht das Auf-

und Abrollen unter der Sohle mit einem kleinen harten Ball, der von seiner Größe genau in die Wölbung des Fußes passt.

3. Eine lange Faszien-Einheit ist besser als zwei kurze Einheiten

Falsch! Richtig ist: Je öfter Sie Ihr Gewebe trainieren, desto besser. Dennoch sollten Sie es – besonders am Anfang – mit der Intensität des Faszien-Trainings nicht übertreiben. Denn Ihr Körper braucht Zeit, um sich an die neuen Reize wie regelmäßiges Rollen zu gewöhnen. Gönnen Sie ihm also eine Pause von mindestens 48 Stunden, in der Ihr Körper ausreichend regenerieren kann. »Zweimal pro Woche mindestens zehn Minuten reichen völlig aus«, empfiehlt der Faszien-Experte Dr. Robert Schleip.

4. Faszien verändern sich so schnell wie Muskeln

Falsch! Richtig ist: Faszien verändern sich – allerdings nicht so schnell wie Muskeln. Während Krafttraining bereits nach 14 Tagen zu ersten sichtbaren Erfolgen führt, braucht das Gewebe in der Regel acht bis zwölf Wochen, bevor sich Ihr Körper geschmeidig anfühlt. Dafür hält ein Faszien-Training länger an als die Form von definierten Muskeln – selbst nach einer krankheitsbedingten Pause oder einer Urlaubsreise. Geschmeidiges Gewebe verleiht Ihnen also ein attraktives Äußeres – und zwar nachhaltig!

5. Faszien sind nur für junge Menschen wichtig

Falsch! Richtig ist: Jeder Mensch besteht aus Bindegewebe, vom Säugling bis zum Greis. Je früher Sie damit anfangen, Ihre Faszien zu trainieren, desto beweglicher sind Sie im Alter. Die gute Nachricht ist: Es ist nie zu spät, mit gezieltem Training zu beginnen! Ein geschmeidiger Körper hilft letztendlich nicht nur Sportlern, sondern auch jedermann im Alltag. Denn wer sich nicht bewegt, verklebt. Damit hoffen wir, die gängigsten Vorurteile aus der Welt geräumt zu haben. Sollten Sie dennoch an der wohltuenden Wirkung des Faszien-Trainings zweifeln, testen Sie die Rolle am besten am eigenen Körper, und lassen Sie sich vom Gegenteil überzeugen!

Rollout: Faszien-Trainer Christian Weich lockert sein Gewebe regelmäßig auf der Rolle.

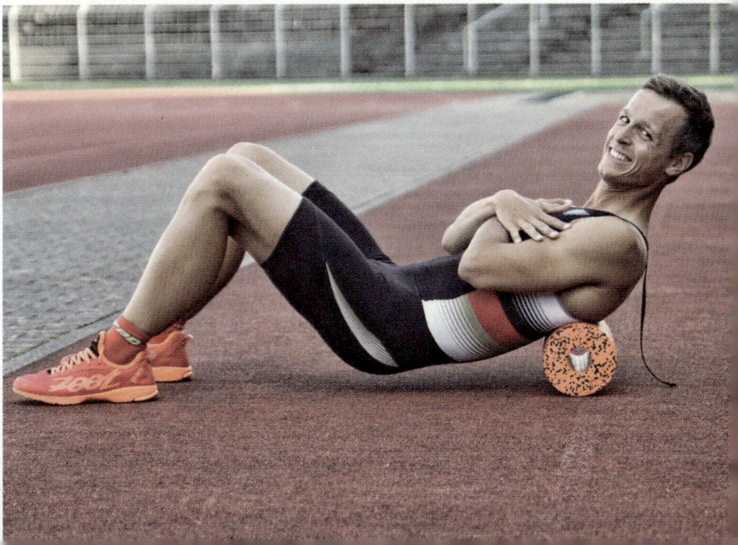

INFO

»ROLLEN VERBESSERT DIE BEWEGLICHKEIT UND REGENERATION«

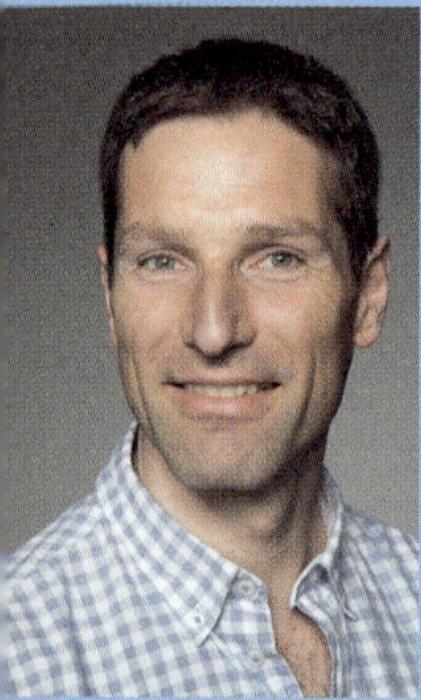

Interview mit Dr. Stefan Dennenmoser, Faszien-Forscher der Universität Ulm

Herr Dennenmoser, Faszien verändern sich im Lauf des Lebens. Was passiert dabei in unserem Körper?

Wir Menschen bestehen zu zwei Dritteln aus Wasser. Davon ist etwa ein Drittel größtenteils elektrostatisch in den Faszien, also dem Bindegewebe, gespeichert. Mit zunehmendem Alter, falscher Ernährung, mangelnder Bewegung und erhöhtem Stress werden die Bindungsstellen von Radikalen belegt, die eine Wasserbindung behindern. Daher verwundert es nicht, dass der Flüssigkeitsgehalt im Gewebe des alternden oder bewegungsarmen Menschen ständig abnimmt. Laborversuche haben ergeben, dass ein Wasseraustausch diese Bindungsstellen offenbar wieder freilegt. Am besten funktioniert das mit regelmäßiger Bewegung, ausgiebigem Dehnen oder dem Training auf der Faszien-Rolle. Wir vermuten, dass die Radikale von ihren Bindungsstellen weggeschwemmt werden – vergleichbar mit einem Schwamm, der durch mehrfaches Auspressen gereinigt wird.

INFO

Apropos Schwamm – wie lange hält diese reinigende Wirkung an?

Der Effekt einer erhöhten Wasserbindungsfähigkeit ist noch einige Stunden nach der Selbstbehandlung nachweisbar. Nach etwa drei Stunden stellt sich im Reagenzglas gar eine Art Superkompensationseffekt ein, das heißt, die Faszien können dann mehr Wasser aufnehmen als im Ursprungszustand. Wir gehen davon aus, dass die erhöhte Wasserbindung – neben einer größeren Gewebe-Elastizität – die Gleitfähigkeit der Faszien verbessert.

Hand aufs Herz: Wie erklären Sie sich den Effekt, dass beim Training auf der Faszien-Rolle, also dem Rollout, mehr Wasser gebunden wird?

Diese Wirkung hängt mit dem Hyaluronan zusammen, also einem Glykosaminoglykan, das notwendig ist, um Wassermoleküle zu binden. Hyaluronan ist ein wichtiger Bestandteil des Bindegewebes. Die Bindegewebszellen produzieren durch den mechanischen Druck offenbar mehr davon. Mehr Hyaluronan bedeutet gleichzeitig mehr Wasserbindung. Man kennt diese Idee aus dem Bereich der Kosmetik sowie der Orthopädie, wenn Falten unterspritzt werden und Knorpel mittels Hyaluronan »aufgebaut« werden sollen.

▶

INFO

Abgesehen vom Hyaluronan – welche Rolle spielen die Kollagenfasern im Gewebe?

Die Kollagenfasern geben den Faszien ihre Zugefestigkeit, haben jedoch im Ruhezustand die Eigenschaft, zu verkleben und mittelfristig chaotisch zu verfilzen, also schmerzhafte Verknotungen, sogenannte Cross-Links, zu bilden. Man könnte sagen: Das überschüssige Kollagen lagert sich ungeordnet zwischen bestehenden Fasern an und stört somit die funktionelle Ordnung.

Dann tut ein Rollout gut. Doch regt regelmäßiges Rollen auch den Stoffwechsel an?

Ja, das ist möglich. Denn beim Rollen produziert der Körper mehr Stickoxid, das über eine Gefäßweitstellung die lokale Durchblutung steigert. Das wiederum verbessert die Regeneration auf Stoffwechselebene. Wer regelmäßig rollt, wird beweglicher, erholt sich schneller und ist dadurch leistungsfähiger.

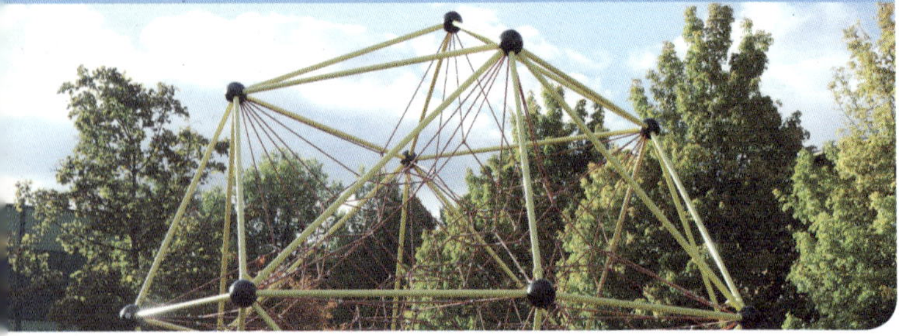

Wie wirkt Taping?

Wird ein kinesiologisches Tape richtig angelegt, verströmt es im Körper des Trägers seine wohltuende Wirkung. Das Klebeband kann nicht nur Schmerzen lindern und Verletzungen vorbeugen, sondern auch Schwellungen reduzieren und im Körper ausstrahlen. Die einzelnen Effekte stellen wir Ihnen im folgenden Kapitel vor.

Schmerzlinderung

Das Tape lindert akute und chronische Schmerzen, indem es die Spannung (Tonus) aus dem Körper nimmt. Dazu hebt das Klebeband die Oberhaut an der betreffenden Stelle etwas an und lockert somit die darunter liegende Lederhaut (Corium). Dieser Effekt, auch als Convolution-Theorie bezeichnet, nimmt den Druck aus den tiefen Gewebeschichten unter der Haut und entspannt. Das führt wiederum dazu, dass Muskeln und Nerven verstärkt mit Nährstoffen und Sauerstoff angereichert werden. Außerdem kann das Blut besser fließen und die Luft leichter zirkulieren.
Die schmerzlindernde Wirkung stellt sich nicht nur in Ruhe, sondern auch bei den alltäglichen Aktivitäten ein. Denn das Kinesio-Tape macht jede Bewegung seines Trägers mit: Durch die Reibung verschieben sich Muskeln und Faszien gegenseitig. Können diese frei nebeneinander gleiten, hat das den Effekt einer professionellen Entspannungsmassage.

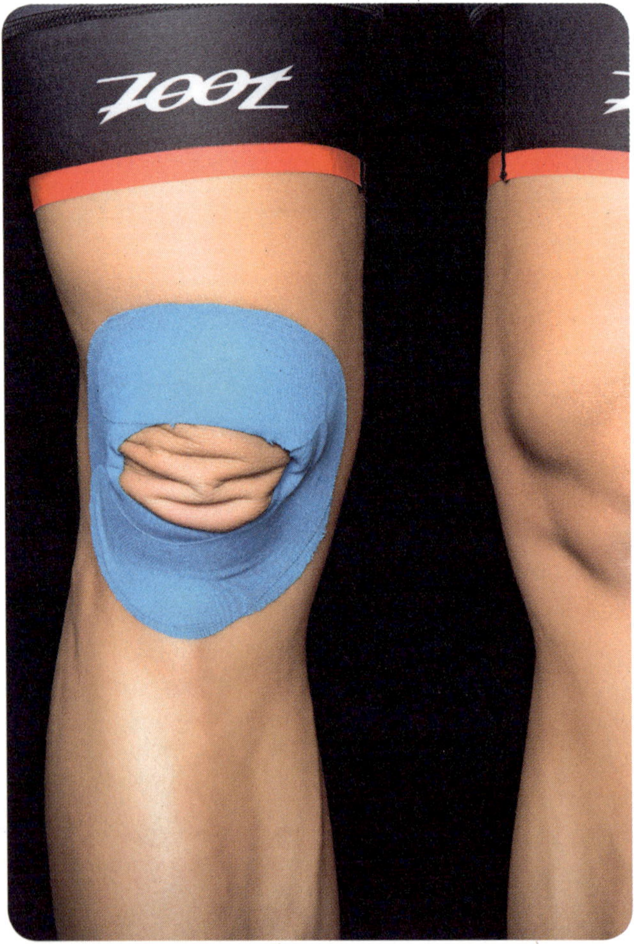

Schrumpelige Haut – wie beim angelegten Knie-Tape – ist ein Zeichen dafür, dass das Klebeband in Ihrem Körper arbeitet und die Hautschichten verschiebt (Convolutionen).

INFO

SCHMERZEN TUN DEM BETROFFENEN WEH – MAL MEHR, MAL WENIGER

»Au, ah, ooh!« Das sind typische Ausrufe von Leidgeplagten. Doch wie fühlt sich der betreffende Schmerz überhaupt an? Die Weltgesundheitsorganisation (WHO) versteht unter Schmerz »eine unangenehme Sinneswahrnehmung, die mit tatsächlicher oder möglicher Gewebeschädigung einhergeht«. Frei übersetzt ist Schmerz also ein Warnsignal unseres Körpers, etwas in unserem Leben zu verändern.
Jeder Mensch hat eine eigene Wahrnehmung von Schmerzen. Während sich der eine bereits vor Schmerzen krümmt, beißt der andere die Zähne zusammen und verzieht keine Miene. Schmerz ist also sehr individuell und daher für andere Menschen schwierig zu begreifen. Aus diesem Grund wurde die sogenannte Schmerzskala entwickelt, bei der der Patient sein persönliches Leid mit einer Zahl von eins bis zehn beziffern und somit Ärzten die Wahl der Therapie erleichtern kann.

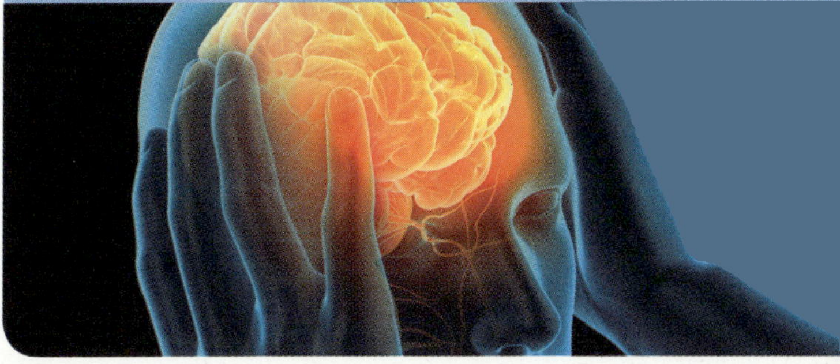

Verletzungsprophylaxe

Ein kinesiologisches Tape lindert nicht nur Schmerzen, sondern beugt auch Verletzungen vor. Viele Leistungssportler machen sich die prophylaktische Wirkung zunutze, indem Sie sich an sensiblen Stellen ihres Körpers vor Wettkämpfen ein Klebeband anlegen. Diese Punkte sind von Sportart zu Sportart unterschiedlich: Während Fußballspieler oft auf verbundene Ober-

INFO

PHYSIOTHERAPEUTIN *SIMONE LAY* SETZT MIT DEM TAPING DER FUSSBALLSPIELER VOM SV STUTTGARTER KICKERS AUF DIE »POSITIVE PSYCHE«

»Von Kinesio-Taping erfahren habe ich während meiner Ausbildung zur Physiotherapeutin im Jahr 2009. Die Therapie hat mich damals so begeistert, dass ich noch zusätzlich einen Taping-Kurs belegt habe. Kinesiologische Tapes haben sich im Sport sehr stark etabliert – und das längst nicht nur im Fußball. Die Klebebänder unterstützen den Stoffwechsel und helfen beim Abtransport von Schlackstoffen im Körper. Außerdem wird durch die Elastizität eine Mikro-Massage auf der Haut erzielt, was wiederum die Durchblutung fördert und die Schmerzen an den betroffenen Stellen lindert. Fußballspielern geben die Bänder einen gewissen Halt, besonders nach längeren

schenkel setzen, schwören Beach-Volleyballer auf ein getaptes Knie. Tennisspieler tragen die farbigen Streifen zur Vermeidung von typischen Beschwerden gerne an Handgelenk, Arm und Schulter.
Allen ist gemeinsam, dass ihnen das Tape Stabilität für ihre jeweilige Sportart und Freude an der Bewegung gibt: Sie fühlen sich leistungsfähiger, weil sie keine Verletzung im Spiel fürchten müssen.

INFO

Verletzungen. Das wirkt sich positiv auf die Psyche des Sportlers aus und lässt ihn bessere Leistung erzielen. Mir ist es wichtig, dass sich meine Fußballer im Notfall selbst helfen können, deshalb bringe ich ihnen die Klebetechnik bei. Grundsätzlich kann jeder Taping lernen – selbstverständlich unter Berücksichtigung von Kontraindikationen sowie nach Absprache mit einem Arzt oder Physiotherapeuten. Dabei sind die Klebebänder kein Hilfsmittel, sondern lediglich eine ergänzende Therapie-Maßnahme.
Besonders bei Sprunggelenkverletzungen mit Schwellungen und Blutergüssen sieht beziehungsweise spürt der Sportler relativ schnell einen Erfolg: Er ist wieder fit. Aber auch am Knie und Schultergelenk sind Kinesio-Tapes super, um die Bewegungen des Patienten zu erweitern. Meine persönliche Lieblingsfarbe ist gleichzeitig die der Stuttgarter Kickers: Blau.«

Das elastische Tape schult ferner – im Gegensatz zu einem starren Verband – die eigene Körperwahrnehmung, genannt Propriozeption. Hautzellen versorgen unser Gehirn über die Nervenbahnen ständig mit Informationen über die Befindlichkeiten etwa unseres Fußes beim Gehen: Setzen wir mit der Sohle richtig auf, ohne seitlich umzuknicken? Schreiten wir sauber voran, indem wir am Ende über den Vorfuß abrollen?
Diese Rückmeldungen führen dazu, dass wir unsere Bewegungsabläufe bewusst wahrnehmen und somit verbessern können: Wir kommen in einen runden Tritt und gehen somit geschmeidiger durchs Leben.
Das beste Tape am Körper nützt jedoch nichts, wenn Sie sich aus Angst vor wiederkehrenden Schmerzen mit dem Verband schonen und Ihre Bewegungen einschränken. Geben Sie stattdessen dem Pflaster auf Ihrer Haut eine Chance und bewegen Sie sich wie gewohnt! Denn wer sich nicht bewegt, verliert laut einer Studie wertvolle Lebenszeit.

Achtung Bewegungsmuffel: Sitzen ist das neue Rauchen

Morgens am Frühstückstisch sitzen, mittags im Büro und abends auf der Couch – so sieht der Tagesablauf vieler Berufstätiger aus. Ein derartig passiver Lebensstil hat schwerwiegende Folgen für die Gesundheit des Einzelnen. Denn wer sich zu wenig bewegt, läuft Gefahr, im Alter an Diabetes, Krebs und Herz-Kreislauf-

Beschwerden zu erkranken. Und es geht noch schlimmer: Jedes Jahr sterben rund fünf Millionen Menschen durch zu viel Sitzen.
Damit es gar nicht erst so weit kommt, haben Experten bisher empfohlen, etwa 150 Minuten pro Woche aktiv zu sein. Das entspricht umgerechnet zweieinhalb Stunden wöchentlicher Bewegung. Dieser Rat ist zwar gut gemeint, reicht jedoch nicht aus, um die negative Wirkung von zu viel Sitzfleisch zu verhindern.
Zu diesem Ergebnis kamen *Ulf Ekelund* und seine Kollegen von der University of Cambridge. Stattdessen ermittelte das Team mithilfe eines riesigen Datensatzes, wie viel mehr an Bewegung es braucht, um gesund zu bleiben.
Für die Auswertung auf der Grundlage von 16 Studien unterteilten die Forscher die Probanden in vier Gruppen:

Sitzen macht nicht nur träge, sondern auf Dauer auch krank.

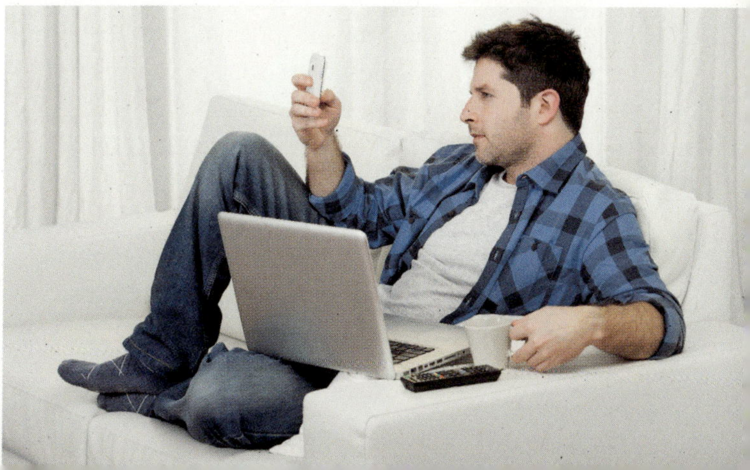

Die unterste bewegte sich weniger als fünf Minuten pro Tag, die oberste über 60 Minuten täglich. Als Aktivität galt dabei, wenn die Teilnehmer mit einer Geschwindigkeit von mindestens sechs Kilometer pro Stunde gingen oder durchschnittlich 16 Stundenkilometer schnell Rad fuhren.

Das Ergebnis erschreckte nicht nur die Wissenschaftler: Die am wenigsten aktive Gruppe hat im Vergleich zur sportlichsten ein 28 bis 59 Prozent höheres Risiko, frühzeitig zu sterben.

»Es ist möglich, durch das richtige Maß an Bewegung, das Risiko für einen vorzeitigen Tod durch zu viel Sitzen zu verringern oder sogar aufzuheben – und dafür muss man noch nicht mal Sport machen oder ins Fitnessstudio gehen«, beruhigt Ekelund die aufgebrachten Gemüter.

Tatsächlich reichen laut dem Forscher täglich 60 bis 75 Minuten moderate Aktivität aus, um die Nachteile des Sitzens auszugleichen. Das entspricht durchschnittlich einer Stunde am Tag, die jedoch lediglich von einem Viertel der Probanden erreicht wurde.

»Für viele Menschen ist es bei ihrem heutigen Lebensstil nicht mehr möglich, längeren Sitzperioden zu entkommen«, lautet Ekelunds Erklärung für das typische Verhalten von Bewegungsmuffeln, die auch als Couchpotatoes bezeichnet werden. Daher raten die Wissenschaftler den sitzenden Vertretern in der Arbeitswelt dazu, kleine Bewegungshäppchen über den Tag zu verteilen.

»Gehen Sie zum Mittagessen raus aus dem Büro, joggen Sie morgens eine kleine Runde oder nehmen Sie das Fahrrad für den Arbeitsweg«, motiviert Ekelund. Selbst wer die empfohlene Stunde tägliche Aktivität nicht schafft, sollte den Kopf nicht hängen lassen – im Gegenteil: Wer statt des Aufzugs die Treppe nimmt, hat bereits viel für seine Gesundheit getan.

Schwellungsreduktion

Häufig sind (Sport-)Verletzungen mit Entzündungen verbunden: Entzündetes Gewebe schwillt an und tut weh. Um den Schmerz zu lindern, verordnet der Facharzt in vielen Fällen sogenannte Entzündungshemmer. Doch es muss nicht immer gleich die chemische Keule sein! Probieren Sie es beim nächsten Mal zunächst mit einem Tape-Verband. Denn das Klebeband kann bei Schwellungen Erleichterung verschaffen und ähnlich wie eine Lymphdrainage wirken.

Bei dieser manuellen Therapie leitet der Behandler Wasseransammlungen nach Verletzungen und Operationen (mit Lymphknoten-Entfernung) mithilfe seiner Hände aus dem Körper des Patienten aus. Diese Wirkung können Sie auch mit einem Lymph-Tape herbeiführen. Dabei handelt es sich um ein kinesiologisches Tape, das die entstauende Tätigkeit der Lymphe anregen soll. Voraussetzung ist, dass das Band an der richtigen Stelle klebt. Lassen Sie sich im Zweifel von einem Lymphtherapeuten beraten!

INFO

UNSER LYMPHSYSTEM: DIE KLÄRANLAGE DES KÖRPERS

Das Lymphsystem ist für die Immunabwehr unseres Körpers verantwortlich. Es reichert unser Blut an, indem es lebenswichtige Eiweiße und Fette aus dem Verdauungstrakt herausfiltert. Das Lymphsystem setzt sich aus dem lymphatischen Organ, dem die Lymphknoten, das Knochenmark und die Mandeln angehören, sowie den Lymphgefäßen zusammen. Die Lymphgefäße transportieren die Lymphflüssigkeit quer durch unseren gesamten Körper. In den Lymphknoten werden die Abwehrzellen (Lymphozyten) als Immunantwort auf Erkrankungen produziert. Sind die Lymphknoten – besonders hinter dem Ohr – geschwollen, ist unser Körper von Krankheitserregern geschwächt. Dabei kann es sich entweder um einen harmlosen Infekt wie eine Erkältung oder aber auch eine schwerwiegendere Erkrankung handeln. Lassen Sie die Symptome im Zweifel ärztlich abklären.

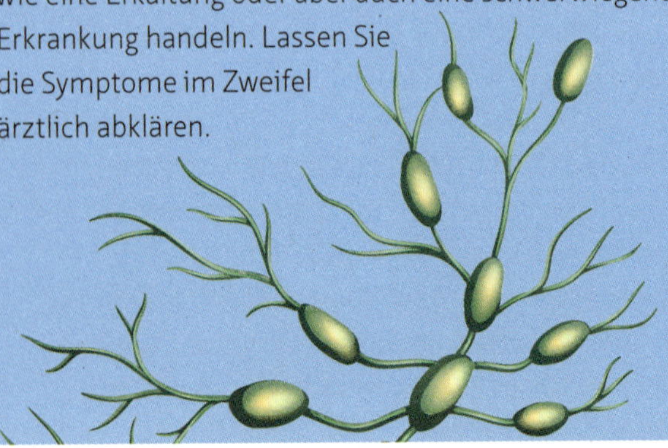

Reflektorische Wirkung

Neben dem mechanischen Effekt wirkt sich Taping indirekt oder reflektorisch auf den menschlichen Körper aus. Denn über bestimmte Regionen der Haut lassen sich unsere Organe beeinflussen – ähnlich der Wirkung von Akupunktur-Nadeln. Statt nach den fast 400 bekannten Einstichstellen der Traditionellen Chinesischen Medizin (TCM), die stellvertretend für jeweils ein Organ stehen, unterteilt man den Körper dabei in sogenannte Dermatome (lat. *derma* = Haut, *tomus* = Abschnitt), also Hautabschnitte. Wenn Sie diese Partien kennen, können Sie das Taping noch effektiver gestalten, indem Sie an der entsprechenden Stelle über die Nervenbahnen das Rückenmark reizen. Umgekehrt funktioniert die Kommunikation über die Rezeptoren (lat. *recipere* = aufnehmen, empfangen) genauso: Schmerzen im Rücken strahlen in den gesamten Körper aus und setzen sich in einem Dermatom fest. Einen Überblick über diese Wechselwirkung verschafft die »Landkarte der Organe«, genannt Headsche Zonen.

Headsche Zonen: Landkarte der Organe

Die Headschen Zonen sind nach ihrem Entdecker, dem englischen Neurologen *Sir Henry Head* (1861–1940), benannt und erstrecken sich über die zahlreichen Dermatome unseres Körpers. Im Gegensatz zu den Hautabschnitten haben Sie immer einen Punkt, der besonders wehtut. Diese Stelle muss jedoch nicht gleichzeitig der Auslöser der Beschwerden sein – vielmehr rührt der Schmerz nach der Lehre von der reflektorischen Wirkung von einem bestimmten Organ her. So können Schmerzen im linken Arm Ausdruck eines Herzinfarkts im Brustkorb sein. Das Wissen um die Headschen Zonen hilft Ihnen folglich bei der Ursachenforschung für das Kinesio-Tape an der richtigen Stelle Ihres Körpers.

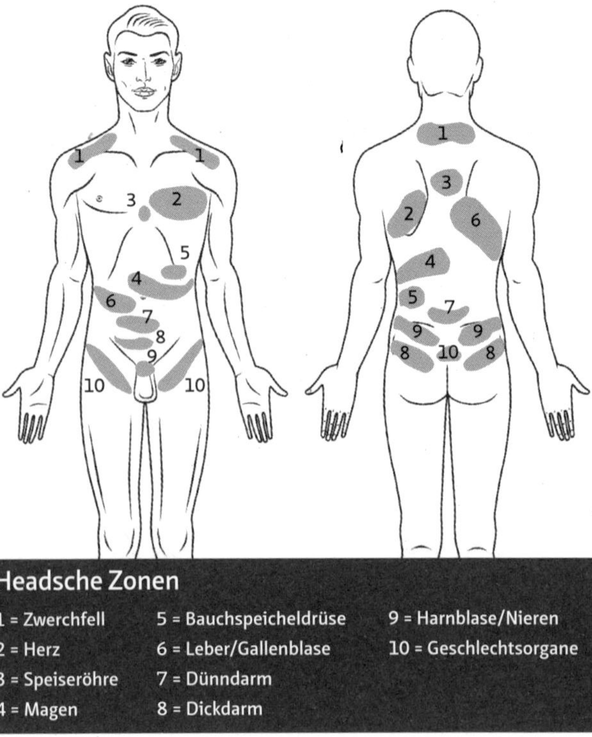

Headsche Zonen

1 = Zwerchfell
2 = Herz
3 = Speiseröhre
4 = Magen
5 = Bauchspeicheldrüse
6 = Leber/Gallenblase
7 = Dünndarm
8 = Dickdarm
9 = Harnblase/Nieren
10 = Geschlechtsorgane

Wie funktioniert Taping?

Taping ist wie die Zubereitung eines schmackhaften Gerichts: Bei regelmäßiger Übung, ein wenig handwerklichem Geschick sowie einer Prise Fingerspitzengefühl werden Sie ein Meister der Klebetechnik! Voraussetzung ist, dass Sie das richtige Rezept zum Anlegen haben.

Komfort

Damit das Klebeband möglichst komfortabel auf der Haut liegt, sollten Sie folgende Hinweise beherzigen: Legen Sie das Band so an, dass es weder brennt noch drückt oder gar das Bindegewebe einschnürt. Sollte das der Fall sein, nehmen Sie das Tape sofort ab, und legen Sie es erneut an. Solange der Acrylatkleber durch die Körperwärme nicht aktiviert wurde, können Sie problemlos einen zweiten Versuch mit demselben Streifen starten. Andernfalls müssen Sie ein neues Stück Klebeband verwenden. Denn Tapes sind – wie Heftpflaster – Einwegprodukte. Also entsorgen Sie im Zweifel ein versehentlich falsch angelegtes Klebeband lieber, als zu versuchen, den

AHA!

Taping funktioniert übrigens auch bei Kindern. Die Kleinen haben sogar großen Spaß an den bunten Bändern!

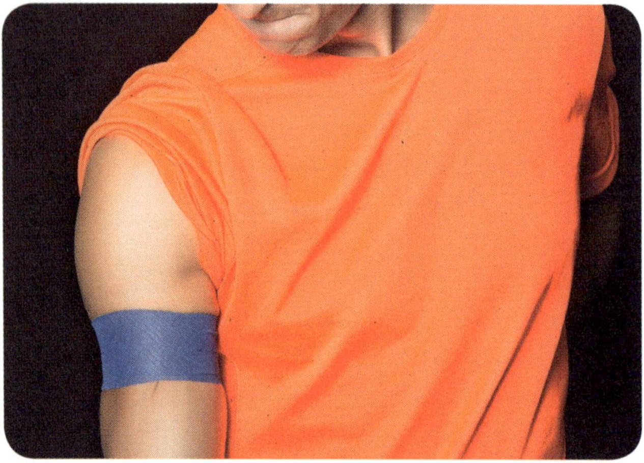

So bitte nicht: Ein zu eng angelegtes Tape schnürt die Haut ab und stört den Blutfluss im Körper.

»Fehler« auf der Haut zu korrigieren. Das ist nicht nur mühsam, sondern tut Ihrem Körper auf Dauer auch nicht gut. Hinzu kommen hygienische Gründe. Schließlich verwenden Sie ein bereits auf dem Wundkissen angefasstes Heftpflaster auch nicht mehr, oder?

Tragedauer

Die Tragedauer des Tapes richtet sich nach seinem Einsatzgebiet: Wer mit dem Klebeband auf der Haut intensiv Sport treibt, viel schwitzt und täglich duscht, wird weniger von der Tape-Anlage haben als derjenige, der sich kaum bewegt. Dadurch variiert die Einsatzdauer von wenigen Stunden im Training bis zu mehreren Tagen.

Länger als eine Woche sollten Sie das Band jedoch nicht tragen, da sich das Material mit der Zeit abnutzt und der Stoff ausleiert. Außerdem sollte das Tape nach spätestens sieben Tagen seine Funktion im Körper erfüllt haben mit der Folge, dass es Ihnen besser geht.

Haltbarkeit

Die Haltbarkeit des Klebebands ist abhängig von der Vordehnung, auch Zug genannt. Je mehr Zug auf einem angelegten Tape ist, desto kürzer hält es auf Ihrer Haut. Aktivitäten wie Sport und körperlicher Einsatz beein-

AHA!

Verfallsdatum: Mindestens haltbar bis ...

... sich das Klebeband an den Ecken von der Haut löst. Schneiden Sie den losgelösten Teil mit der Schere ab und runden Sie den auf der Haut verbliebenen Rest erneut an den Ecken ab, damit er nicht wie ein Teppich ausfranst. Spätestens beim zweiten Mal sollten Sie das Tape dann vollständig entfernen. Das Verfallsdatum des Verbands lässt sich verlängern, indem Sie das Band nach dem Duschen, Baden und Schwimmen mit einem Handtuch abtupfen statt zu rubbeln. Falls Sie einen Föhn zur Hand haben, können Sie das Tape im nassen Zustand auch trockenföhnen. Wenn Sie diese Tipps beherzigen, werden Sie lange Freude an dem farbigen Verband auf Ihrer Haut haben.

trächtigen ebenfalls die Haltbarkeit, mit der Folge, dass sich der Streifen schon nach kurzer Zeit ablöst.
Für eine verbesserte Haltbarkeit beim Sport sollten Sie den Streifen mindestens eine halbe Stunde vor der schweißtreibenden Belastung anbringen, damit sich Ihre Haut an das Band gewöhnen und eine nachhaltige Verbindung mit dem Material eingehen kann. Andernfalls kann sich das Tape durch die Transpiration vom Körper lösen – ein Nach-Tapen ist wegen der Schweißbildung dann nicht mehr möglich.

Entfernung

Das Tape lässt sich am leichtesten im nassen Zustand von der Haut entfernen. Am besten geht das unter der Dusche oder in der Badewanne. Achten Sie beim Entfernen darauf, dass Sie das Band in Haarwuchsrichtung abziehen. Im Gegensatz zu einem Heftpflaster sollten Sie den Streifen nicht ruckartig abreißen, sondern Stück für Stück von der Haut lösen. Je besser die Qualität des Tapes, desto weniger Spuren hinterlässt es. Falls dennoch Klebereste am Körper zurückbleiben, rubbeln Sie diese mit ein wenig Seife und Wasser ab. Bei Rötungen cremen Sie die entsprechende Stelle anschließend mit einer Pflegelotion ein.

Alles glatt: Kleben auf Haut und Haar?

Eine im wahrsten Sinne des Wortes haarige Angelegenheit ist es, wenn Sie das Tape auf eine stark behaarte

Stelle Ihres Körpers kleben. Denn ein Haarteppich, wie ihn manche Männer tragen, verhindert den direkten Kontakt des Klebebands mit der Haut. Das Band haftet schlecht oder gar nicht, und beim Entfernen reißen Sie im schlimmsten Fall ganze Haarbüschel mit. Daher sollten Sie sich – wie bei einer Operation – zuvor an der entsprechenden Stelle rasieren oder die Haare zumindest zurechtstutzen. Damit sich Ihre Haut von der Rasur erholen kann, sollten Sie die Haare am Vortag, mindestens jedoch einige Stunden vor dem Anlegen eines Tapes abschneiden. Kurze, feine Frauenhärchen stören in der Regel nicht. Ein bereits angelegtes Band auf der Haut sollten Sie dagegen beim Rasieren großzügig aussparen.

Farben

Tapes gibt es in verschiedenen farbigen Ausführungen. Jeder Farbe wird eine bestimmte Wirkung zugeschrieben, die die Hauptfunktion der Klebebänder unterstützen soll. Grundsätzlich gilt: Hellere Farben innerhalb des Farbspektrums reflektieren mehr Licht und erniedrigen somit die Körpertemperatur unter dem Tape. Dunklere Farben absorbieren dagegen mehr Licht und

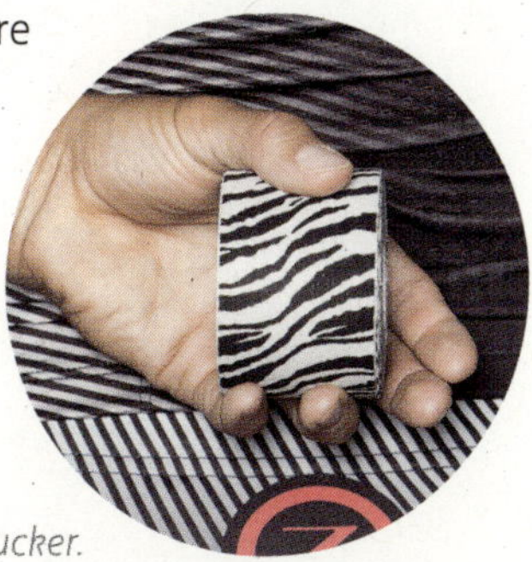

Ein Tape mit Tiger-Muster ist ein Hingucker.

erhöhen dadurch die Temperatur unter der Haut. Keinen Einfluss haben Grün, Gelb und Co. dagegen auf die Stärke, Elastizität oder sonstige Eigenschaften der Bänder. Die ersten Farben waren (Cyan-)Blau und (Magenta-)Rot. Inzwischen gibt es nicht nur Farbtöne, sondern sogar Tapes mit Tiger- und anderen Mustern.

Blau

Blau gilt als beruhigende Farbe. Blaue Wände erscheinen kühl und rational, aber auch klar und erfrischend. Die Farbe des Himmels und des Elements Wasser wirkt blutdrucksenkend, entzündungshemmend und schmerzlindernd. Blau kann ferner den Zustand übertrainierter

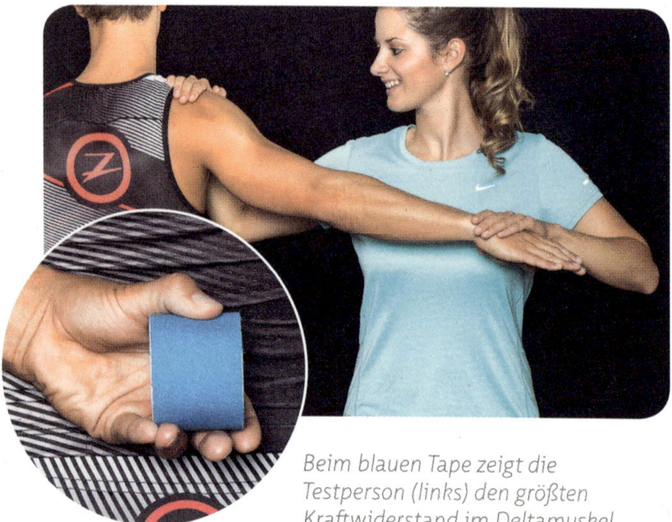

Beim blauen Tape zeigt die Testperson (links) den größten Kraftwiderstand im Deltamuskel.

Muskulatur regulieren (Detonisierung). Daher wird blaues Licht gerne bei Fieber-Erkrankungen, Herzstörungen und Sonnenbrand eingesetzt. Eine beruhigende, kühlende Wirkung auf der Haut wird auch blauen Tapes zugeschrieben. Verwandt mit Blau ist Grün, eine Mischung aus den Farben Blau und Gelb.

INFO

FARBTEST MIT PARTNER: ICH SEHE WAS, WAS DU NICHT SIEHST ...

... und das ist hinter meinem Rücken. Falls Sie keine persönliche Lieblingsfarbe haben oder bei der Farbwahl unsicher sind, kann Ihnen ein einfacher Test nach der Körperfeedback-Methode helfen. Am besten funktioniert der kinesiologische Test mit dem Deltamuskel am Schulterblatt, der den entsprechenden Oberarm bewegt. Heben Sie dazu den Arm Ihrer starken Seite (bei Rechtshändern in der Regel rechts) und strecken ihn seitlich vom Körper weg. Versuchen Sie nun, Ihren ausgestreckten Arm Richtung Boden zu drücken, während Ihr Test-Partner sich mit einem Arm dagegen stemmt und mit der Hand des anderen den Widerstand Ihres Deltamuskels kontrolliert. Lassen Sie sich nun **verdeckt** jeweils eine farbige Rolle reichen, die Sie während des Tests einzeln nacheinander in der anderen Hand hinter Ihrem Rücken halten: Die Taping-Farbe, bei der der Partner die größte Kraft Ihres Deltamuskels spürt, ist die richtige für Sie.

Rot

Rot steht für Liebe, Feuer und Energie. Ein rotes Schild im Straßenverkehr sorgt für Aufmerksamkeit, der Rotlicht-Bezirk in der Großstadt für Aufsehen. Wer ein rotes Kleid trägt, will auffallen. Genauso ist es auch mit den entsprechend farbigen Tapes: Sie werden auf der Haut gerne gezeigt, vermitteln Wärme und erzeugen in manchen Fällen sogar Hitze. Rote Tapes regen die Selbstheilungskraft des Körpers an und erhöhen die Muskelspannung (Tonisierung). Verwandt mit Rot sind Orange, Magenta (Pink) und Violett.

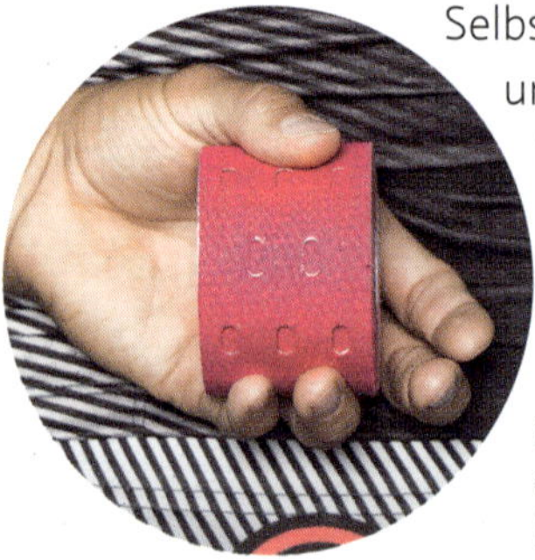

Die warme Farbe Rot soll die Selbstheilungskraft des Körpers anregen.

Schwarz

Schwarz ist die Farbe der Nacht. Streng genommen handelt es sich dabei um keine eigenständige Farbe, sondern vielmehr um eine Mischung aus verschiedenen Farben. Das Gegenstück zu Schwarz ist Weiß, die Farbe des Lichts. Beide Farben verkörpern die Extreme: Ein schwarzer Anzug wird auf einer Trauerfeier getragen, ein weißes Brautkleid auf der Hochzeit. Wer beides zusammen trägt, sieht aus wie ein Schachbrett. Ähnlich verhält es sich mit schwarzen und weißen Klebebändern:

Sie werden gerne diskret unter der Kleidung oder in Kombination mit andersfarbigen Tapes getragen, um deren Wirkung zu verstärken.

INFO

SCHWARZ FINDET RINGER-WELTMEISTER *FRANK STÄBLER* »AM COOLSTEN«

»Mein erstes Tape erhalten habe ich, als ich 15 Jahre alt war: Es war ein Leuko-Tape am Daumen, das ich als Ringer in der Nationalmannschaft getragen habe. Bis heute setze ich auf die farbigen Pflaster, weil sie mir beim Sport Stabilisation und Sicherheit geben. Ich würde mir schon zutrauen, mich nach langjähriger Taping-Erfahrung selbst zu bekleben – allerdings nicht an allen Körperstellen! Wenn ich es mir aussuchen kann, bevorzuge ich schwarzes Kinesio-Tape: Das sieht auf meinem Körper einfach am coolsten aus!«

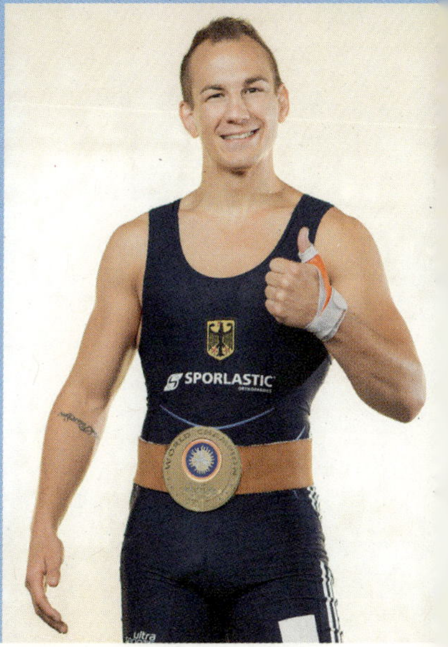

Ein Daumengelenk-Tape gibt dem Ringer-Weltmeister Sicherheit.

Welche Tape-Formen gibt es?

Tapes können in verschiedenen Formen auf der Haut angelegt werden. Die Form, also der entsprechende Zuschnitt des Klebebands, ist abhängig von der Funktion des einzelnen Streifens am Körper.

I-Form

Die Form des Buchstabens »I« ist die klassische Form, wenn Sie einen Streifen Tape von der Rolle abschneiden. Die I-Form ist die Grundlage für alle Basis-Tapes. Schneiden Sie das I-Tape oben und unten jeweils in Längsrichtung ein, ergibt sich eine X- oder Stern-Form. Diese wird jedoch selten benötigt. Stattdessen werden oft einzelne I-Tapes in Form eines Sterns am Körper angelegt, etwa das sogenannte Kreuzbein-Stern-Tape bei Beschwerden im Bereich der Lendenwirbelsäule.

AHA!

Klebeverbot: Tapes vertragen keinen Kontakt mit ...

- ✖ *Kleidung (z. B. BH-Verschluss)*
- ✖ *Körperschmuck (z. B. Piercing)*
- ✖ *Halsketten und Fingerringen*

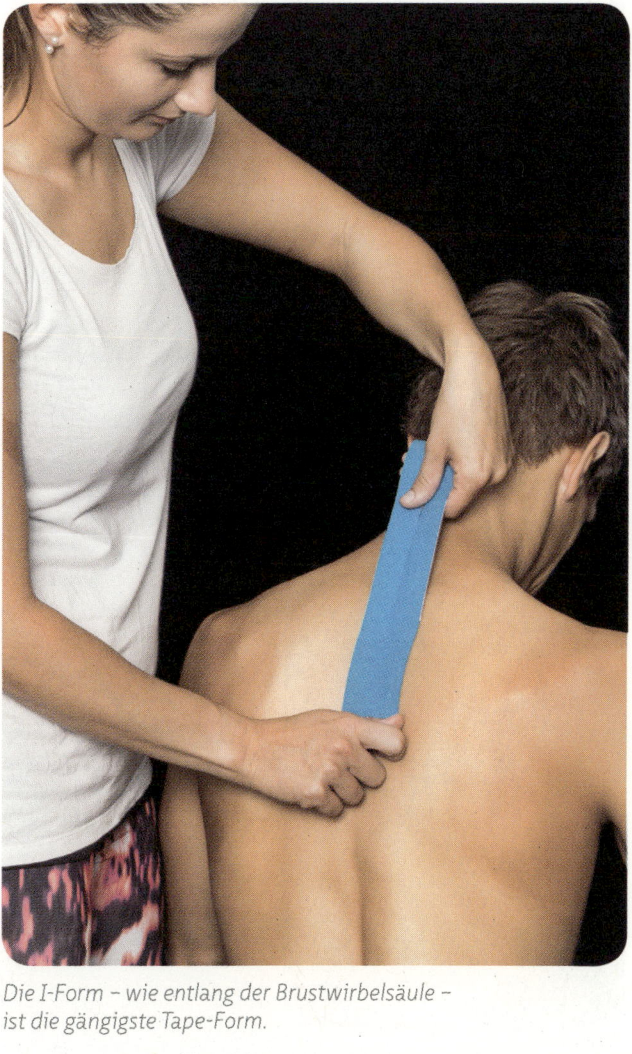

Die I-Form – wie entlang der Brustwirbelsäule – ist die gängigste Tape-Form.

Y-Form

Ein Y erreichen Sie, wenn Sie die klassische I-Form auf einer Längsseite symmetrisch in der Mitte einschneiden. Bei großen und gut gebauten Muskeln wie Wade und Oberschenkel können Sie die Y-Form auch durch zwei lange I-Tapes ersetzen, die Sie wie ein Y auf die Haut kleben. Die Zügel eines Y-Tapes müssen nicht immer gleich lang, sondern können auch asymmetrisch sein, etwa bei einem Verband über unterschiedlich lange Finger. Schneiden Sie das I-Tape in der Mitte zweimal ein und spreizen Sie die so entstandenen drei Zügel auseinander, ergibt sich ein Dreizack. Bei vier und mehr Zügeln spricht man von einem Tentakel. Dreizack- und Tentakel-Tapes werden besonders gerne bei Schwellungen angelegt, um den Lymphabfluss im Körper anzuregen.

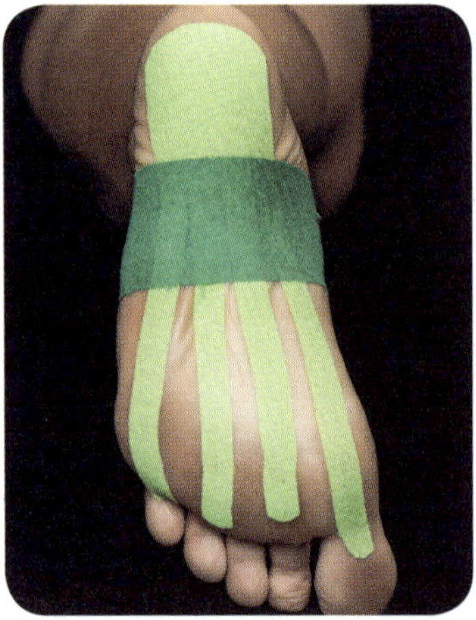

Die einzelnen Zügel ziehen sich wie die Arme eines Tentakels über die gesamte Fußsohle.

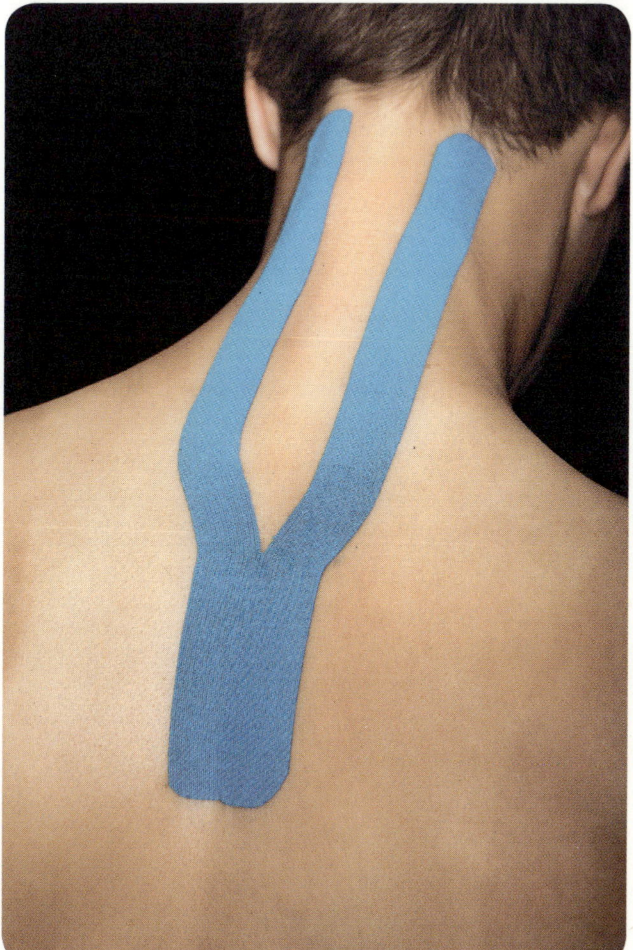

Ein in der Mitte eingeschnittenes I-Tape ergibt die typische Y-Form, etwa für ein Tape im Halswirbelbereich.

Wie lege ich Tapes richtig an?

Es gibt zwei Möglichkeiten, wie Sie das Tape auf die Haut kleben können: Entweder Sie ziehen das Band zuvor auseinander, oder Sie legen es im ungedehnten Zustand an. Wie viel Spannung (Zug) Sie auf das jeweilige Klebeband geben sollten, richtet sich nach Ihren Beschwerden sowie der Beschaffenheit des Gewebes an der schmerzenden Stelle. Grundsätzlich ist ein kinesiologisches Tape den Elastizitäts-Eigenschaften der Haut nachempfunden und dehnt sich bei jeder Bewegung mit.

Mit Zug

Je mehr Sie das Klebeband vor dem Anlegen in die Länge ziehen, desto mehr Druck übt es anschließend auf die betroffene Hautpartie aus. Denn ein Band unter Zug neigt dazu, sich wegen seiner Elastizität in den Ursprungszustand zurückzuziehen. Tapes mit einem dreiprozentigen Elastan-Anteil in der Baumwollfaser lassen sich nach dem Entfernen der Trägerfolie auf zwei Drittel ihrer ursprünglichen Länge dehnen. Bei einem 15 Zentimeter langen Streifen entspricht das einer Dehnbarkeit von bis zu 25 Zentimetern Länge.

Ohne Zug

Kein zusätzlicher Zug erforderlich ist dagegen bei Blutergüssen und Schwellungen. Durch die Bewegung seines Trägers wird das Tape auf der Haut ohnehin schon mitgedehnt. Angaben wie »zehn Prozent Zug« entsprechen dabei dem Anlegen ohne Vordehnung. Denn die Baumwollfaser klebt bereits mit einer gewissen Spannung auf der Trägerfolie.

INFO

BASIS-ARBEIT: VON KEINEM ZUG BIS ZUR MAXIMALSTÄRKE

Entscheidend beim Anlegen ist die **Zug-Richtung:** Ein Tape wird immer von der Basis aus, also der Stelle, an der man mit Kleben beginnt, in die Länge gezogen. Dabei kann die Basis mal an einem Ende des Klebebands, mal an beiden Enden oder in der Mitte des Streifens sein – je nach Anwendungsbereich.

Die Zug-Intensität reicht dabei

- von **keinem Zug** (Ödeme und Schwellungen)
- über **deutlichen Zug** (straffes Gewebe)
- bis zu **maximalem Zug** (Gelenke und Knochen).

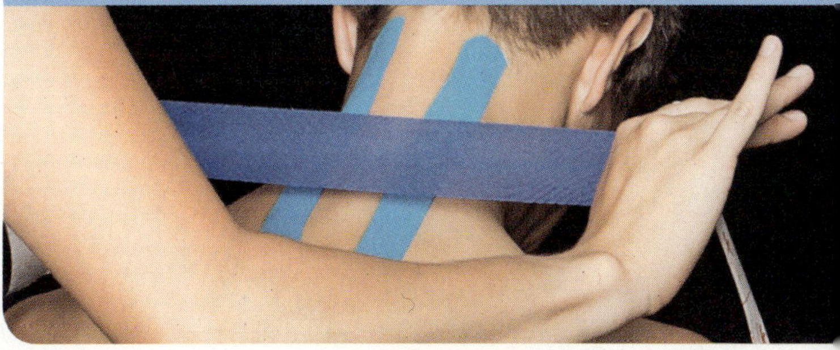

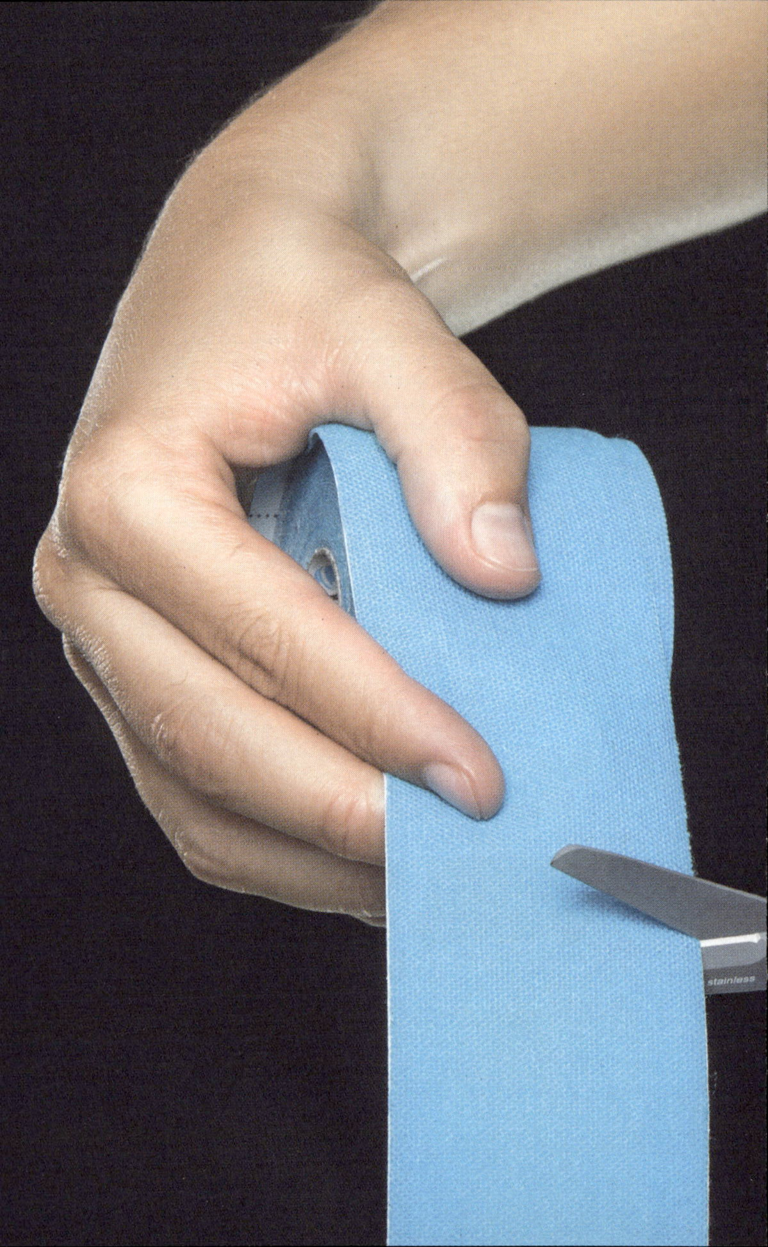
stainless

Hands on: Tapes zum Selberkleben

Nun sind Sie an der Reihe! In diesem Kapitel zeigen wir Ihnen mit zahlreichen Bildern, wie Sie die Klebebänder Schritt für Schritt selbst anlegen können. Beginnen möchten wir mit den Basis-Tapes für die häufigsten Beschwerden, gefolgt von den Spezial-Tapes mit Gitterpflastern. Im letzten Kapitel sehen Sie, wie Sie körperliche Wunden sowie lokale Schmerzauslöser, auch Triggerpunkte genannt, mit Taping effektiv behandeln können.

Schritt für Schritt anlegen

Zum Anlegen aller Tapes empfiehlt sich die folgende Vorgehensweise. Gut merken können Sie sich die Reihenfolge der einzelnen Schritte, wenn Sie sich die vier **A**s einprägen:

1. **A**bmessen
2. **A**bschneiden
3. **A**brunden
4. **A**nlegen

Sofern Sie diese vierteilige Alliteration – alle Wörter beginnen mit einem A – beherzigen, kann nichts mehr schiefgehen.
Hands on!

AHA!

Gute Grundlage: Fettfreie, trockene und ungeschminkte Haut

Achten Sie vor dem Anlegen eines Tapes darauf, dass die zu beklebende Stelle frei von Fetten wie Cremes und Ölen ist. Am besten klebt es sich auf reiner natürlicher Haut ohne Make-up. Eine saubere Grundlage schaffen Sie mit einer Dusche oder einem Bad vor dem Taping. Denken Sie jedoch daran, Ihre Haut an der entsprechenden Stelle anschließend gut abzutrocknen. Dann steht Ihrem ersten Tape nichts mehr im Weg!

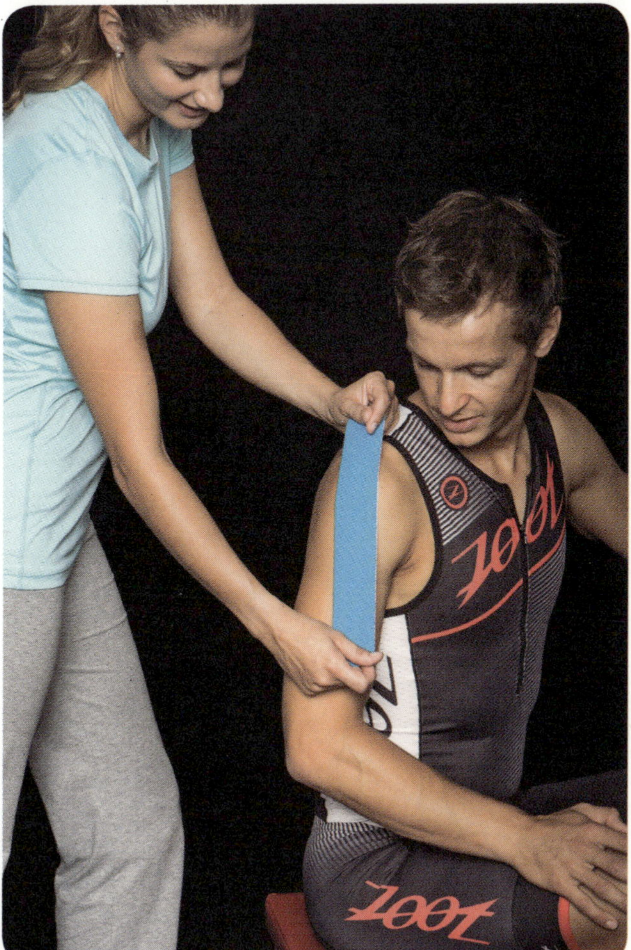

Die Unterstützung eines Partners hilft beim Anlegen von Tapes an schwer zugänglichen Stellen des Körpers.

1. Abmessen

Bevor Sie das Band auf Ihre Haut kleben, sollten Sie dessen Länge an der zu behandelnden Stelle abmessen. Nehmen Sie dazu wie bei einem Meterstab Maß, indem Sie das Band noch auf der Taping-Rolle an Ihren Körper halten. Markieren Sie nun das Ende des Stücks, indem Sie das Klebeband an der entsprechenden Stelle festhalten oder mit einem Stift kennzeichnen. Ein ungedehntes Tape entspricht dabei eins zu eins der Länge auf der Rolle. Soll das Band dagegen mit Zug auf Ihre Haut geklebt werden, müssen Sie die entsprechende Dehnung beim Abmessen berücksichtigen.

Bei »deutlichem Zug« etwa müssen Sie die ausgemessene Länge um ein Viertel kürzen, damit das Tape anschließend auf der Haut gedehnt werden kann. Halbieren Sie dazu die erforderliche Länge zweimal und schneiden anschließend drei Viertel von diesem Stück ab. Dann haben Sie die richtige Länge für ein Tape mit »deutlichem Zug«.

Soll das Tape dagegen mit »leichtem Zug« geklebt werden, kürzen Sie die abgemessene Länge um ein Achtel, indem Sie das letzte Viertel nochmals halbieren.

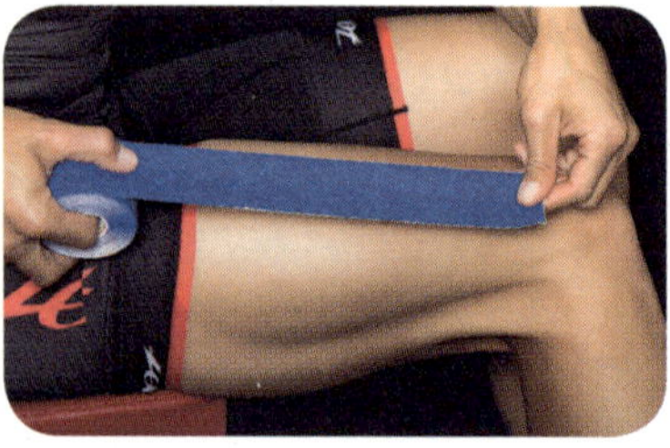

Am Anfang steht das Abmessen der Länge.

2. Abschneiden

Schneiden Sie nun das Stück samt Trägerfolie an der Markierung ab. Einen sauberen Schnitt (Cut) erzielen Sie mit einer Stoffschere, wie sie Schneider und Näherinnen benutzen. Diese geschmiedeten Scheren gibt es bereits ab 12 Euro im Haushaltsgeschäft. Ihre beiden Klingen sind sowohl rund als auch spitz und somit hervorragend für das Taping-Material aus Baumwolle geeignet. Einfache Papierscheren tun es am Anfang ebenfalls. Nagelscheren sind dagegen zu klein, Verbandscheren nicht scharf genug!
Falls Sie keine passende Schere besitzen oder anschaffen möchten, können Sie alternativ auf vorgeschnittene Taping-Streifen, sogenannte Pre-Cuts, zurückgreifen. Diese erhalten Sie in verschiedenen Größen im Sanitätsgeschäft sowie in gut sortierten Apotheken. Pre-Cuts sind allerdings etwas teurer als die preisgünstigen Tapes von der Rolle.

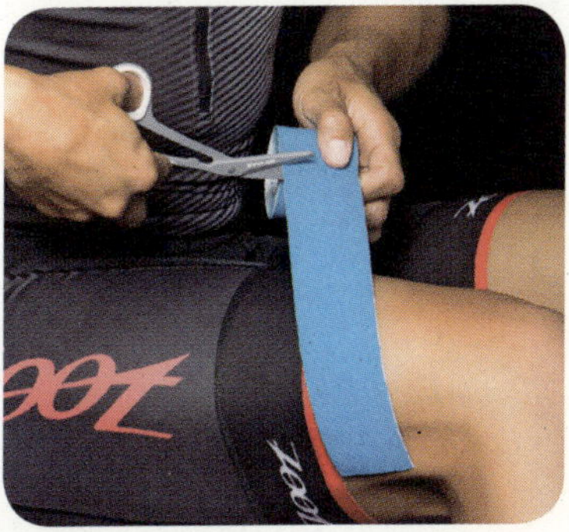

Schneiden Sie das Tape an der abgemessenen Stelle von der Rolle ab – am besten mit einer Stoffschere.

3. Abrunden

Bevor Sie den passenden Zuschnitt anlegen, sollten Sie das Tape an den Ecken abrunden – und zwar an allen, also auch an denen der einzelnen Zügel etwa eines Tentakel-Tapes. Dadurch verhindern Sie, dass der Streifen wie ein Teppich ausfranst oder sich beim Hängenbleiben ablöst. Wohlgeformte Enden erreichen Sie, wenn Sie das Band zunächst in der Mitte falten und mit der Schere sorgfältig einen Halbkreis aus den Ecken schneiden. Wenn Sie das Tape anschließend auseinanderfalten, sollten Sie einen gleichmäßig abgerundeten Streifen in der Hand halten.

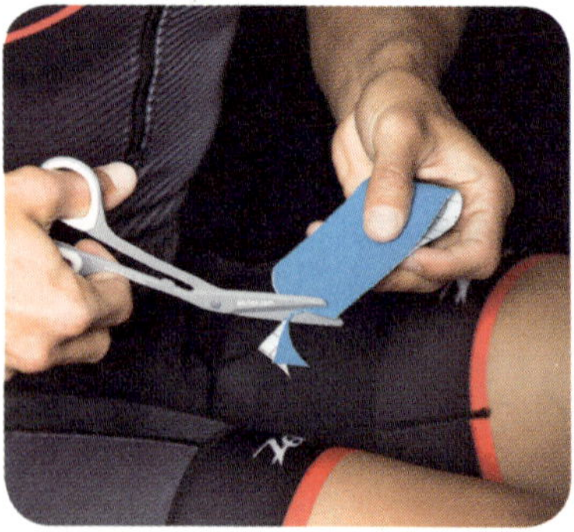

Runden Sie die Ecken des Klebebands sorgfältig ab.

AHA!

Eine Schablone für ein abgerundetes Tape finden Sie im Anhang dieses Buchs (siehe Seite 121 f.).

4. Anlegen

Nun ist es so weit: Sie dürfen sich selbst bekleben! Achten Sie beim Anlegen darauf, dass Sie beim Entfernen der Trägerfolie die Klebeseite des Tapes nicht berühren. Den Kontakt vermeiden können Sie mit folgendem Trick: Reißen Sie die Folie in der Mitte leicht ein und ziehen Sie sie – wie bei einem Heftpflaster – seitlich so ab, dass an beiden Enden jeweils ein Stück Papier zum Festhalten übrigbleibt. Kleben Sie nun das Tape von der Mitte beginnend auf Ihre Haut, indem Sie es mit Daumen und Zeigefinger unter die erforderliche Spannung (Zug) setzen und anschließend mit der flachen Hand ausstreichen. Dabei sollte der Streifen glatt auf dem Körper liegen und möglichst keine Falten werfen. Das Ausstreichen setzt Wärme frei und aktiviert damit den Polyacrylatkleber für bessere Haltbarkeit auf der Haut.

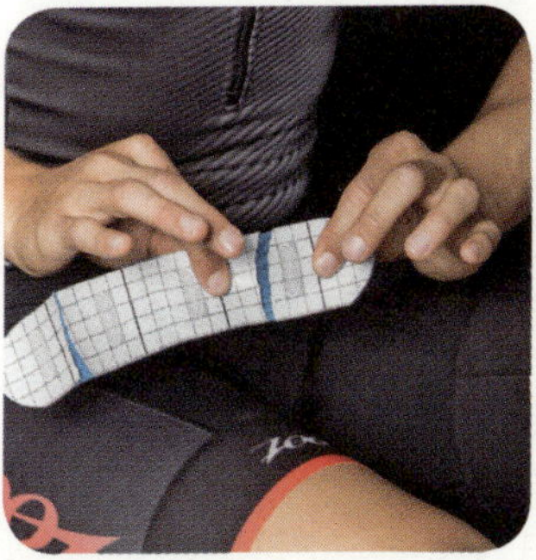

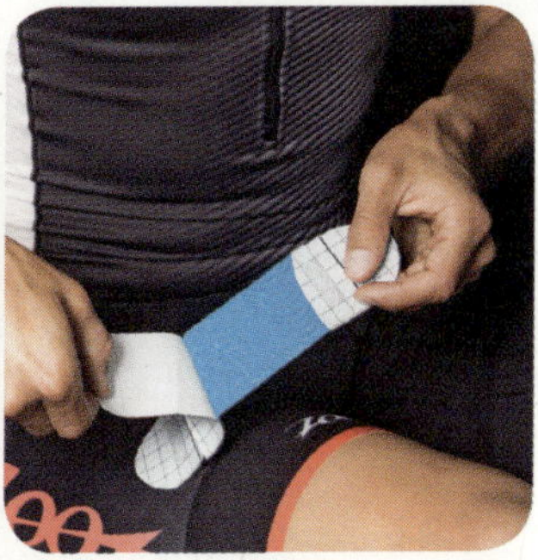

Ziehen Sie vor dem Anlegen die Folie – wie bei einem Pflaster – seitlich ab und kleben Sie das Tape von der Mitte beginnend auf Ihre Haut.

INFO

TAPING FÜR ANGEHENDE PROFIS

Wollen Sie ein Profi-Taper werden, berücksichtigen Sie beim Anlegen zusätzlich die **Richtung,** in die das Band geklebt werden soll. Diese Feinjustierung geht zurück auf *Dr. Kenzo Kase*. Er unterscheidet dabei nach Ansatz und Ursprung eines Muskels. Danach soll zur Entspannung etwa eines angeschwollenen Muskels vom Ansatz zum Ursprung geklebt werden (Variante 1). Andersherum verhält es sich bei einem Muskel, der etwa zur Vermeidung von Verletzungen vorbeugend unter Spannung (Zug) gesetzt werden soll: In diesem Fall wird das Tape laut Kase vom Ursprung zum Ansatz angelegt (Variante 2). Beispiel: Sie haben muskuläre Beschwerden im vorderen Oberarm (Bizeps). Nach Variante 1 würden Sie das Band von der Ellenbeuge (Ansatz) beginnend bis zum Schultergelenk (Ursprung) kleben, um Ihren Bizeps-Muskel zu entspannen. Zur Verletzungsprophylaxe würden Sie dagegen nach Variante 2 vorgehen und mit dem Kleben am Schultergelenk (Ursprung) und in der Ellenbeuge (Ansatz) enden. Die Anlage-Richtung ist das Sahnehäubchen des Kinesio-Tapings und daher lediglich für angehende Profis zu empfehlen. Als medizinische Selbsthilfe für den Hausgebrauch ist diese Feinjustierung dagegen nicht erforderlich. Selbst Physiotherapeuten lassen die Ansatz-Ursprung-Methode nach Kase bei der Behandlung ihrer Patienten oftmals außer Acht.

Basis-Tapes für die häufigsten Beschwerden

An dieser Stelle finden Sie eine Reihe von ausgewählten Anlage-Verbänden, den Basis-Tapes. Wir haben sie thematisch nach den häufigsten Beschwerden in Rücken mit Nackenbereich, Schulter mit Armen und Händen sowie Beine mit Knie und Füßen unterteilt.

Die Anleitungen zum Tapen sind mit dem Symbol ✚ gekennzeichnet, wenn Sie die Hilfe einer zweiten Person zur Ausführung benötigen.

Rücken und Nacken

Der Rücken bereitet nicht nur Ihnen, sondern auch einem Großteil der Bevölkerung Schmerzen! Sie reichen vom Hexenschuss (Lumbago) über chronische Beschwerden bis zum Bandscheiben-Vorfall (Prolaps). Taping ersetzt weder einen operativen Eingriff noch eine Physiotherapie, sondern ist lediglich eine ergänzende Maßnahme ohne chemische Nebenwirkungen. Selbst ein versehentlich falsch angelegtes Tape verschlechtert Ihren Leidenszustand nicht – ein Grund mehr, selbst Hand anzulegen! Also geben Sie sich einen Ruck, am besten noch heute, und schneiden Sie ein Stück Gesundheit von der Taping-Rolle ab. Ihr Körper wird es Ihnen danken.

INFO

DAS KREUZ MIT DEM KREUZ: UNKOMPLIZIERT, RADIKULÄR, KOMPLIZIERT

- *Unkomplizierte Kreuzschmerzen* machen 80 Prozent aller Rückenleiden aus und betreffen in der Regel junge Erwachsene zwischen 20 und 50 Jahren. Sie äußern sich als bewegungsunabhängige Schmerzen im Lendenwirbelsäule-/Gesäß- und Oberschenkelbereich. Beispiel: »Hexenschuss« (Lumbago)
- *Radikuläre Kreuzschmerzen* betreffen fünf Prozent aller Rücken-Patienten und machen sich als einseitige Schmerzen im Bein mit Ausstrahlung in Fuß und Zehen bemerkbar. Sie gehen oft mit Taubheitsgefühlen und veränderten Reflexen einher. Beispiel: »Ischias« (Ischialgie)
- *Komplizierte Kreuzschmerzen* sind mit einem Prozent sehr selten.

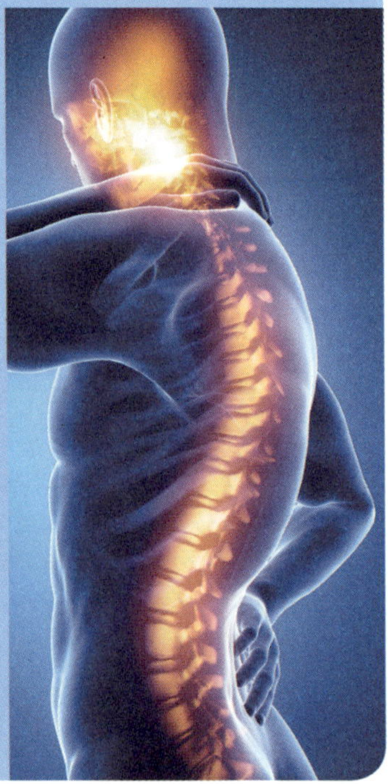

Lendenwirbelsäule

Bei Beschwerden in der Lendenwirbelsäule (LWS), also dem unteren Bereich des Rückens, hat sich ein einfacher Taping-Verband bewährt: Das LWS-Tape setzt sich aus drei einzelnen I-Tapes oder einem Y-Tape in Verbindung mit einem I-Tape zusammen, die übereinander geklebt werden. Gehen Sie dazu nach den vier As vor.

Schritt für Schritt: Beugen Sie im Stehen den Oberkörper nach vorn und stützen Sie sich mit den Händen auf Ihren Oberschenkeln ab. Alternativ können Sie sich auf einen Hocker setzen und ebenfalls nach vorn beugen. Bitten Sie nun die zweite Person, zwei gleich lange I-Tapes auf Ihrem unteren Rücken anzulegen. Die Länge der beiden Streifen richtet sich nach dem Bereich Ihrer Beschwerden. Bei punktuellen Schmerzen lassen Sie sich ein weiteres Band quer über die

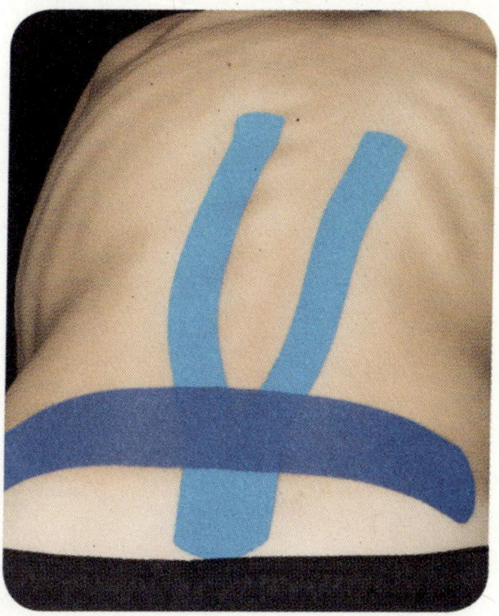

Das LWS-Tape ist eine Kombination aus I- und Y-Tape.

beiden Längsstreifen legen, am besten in einer anderen Farbe. Das LWS-Tape können Sie bei entsprechenden Beschwerden im Bereich der Brustwirbelsäule anlegen.
Besonderheit: Hilfe durch eine zweite Person ohne medizinische Vorkenntnisse (etwa Partner, Freunde oder Nachbarn), im Sitzen
Schwierigkeitsgrad: Einfach

AHA!

Taping-Tipp: *Wollen Sie die Wirkung des LWS-Tapes verstärken, können Sie sich weitere andersfarbige I-Tapes schräg um das Schmerz-Zentrum herum kleben lassen. Wegen seiner Form wird diese Taping-Variante auch als* Kreuzbein-Stern-Tape *bezeichnet.*

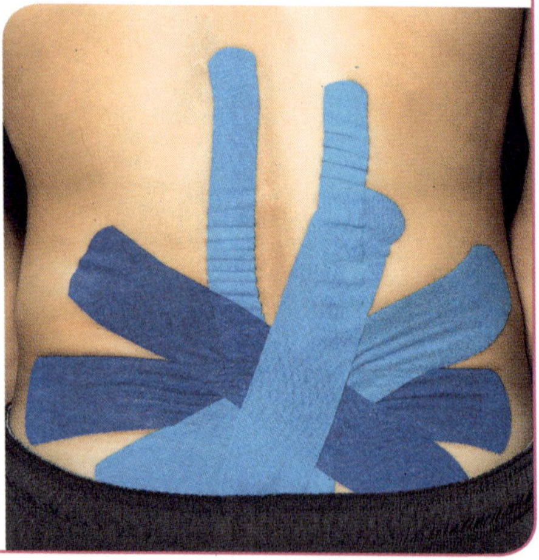

Das Kreuzbein-Stern-Tape besteht aus einzelnen I-Tapes, die quer über den Schmerzauslöser gelegt werden.

Halswirbelsäule

Der obere Bereich des Rückens, die Halswirbelsäule (HWS), ist besonders anfällig für Stress, der sich wie ein Knoten im Bindegewebe festsetzt und uns Schmerzen bereitet.
In diesem Fall bietet sich ein HWS-Tape an. Dieses setzt sich aus einem Y- sowie einem I-Tape zusammen.

Schritt für Schritt: Nachdem Sie den Verband nach den vier As vorbereitet haben, beugen Sie Ihren Kopf im Stehen oder Sitzen so weit nach vorn, dass Sie mit dem Kinn annähernd Ihr Brustbein berühren. Lassen Sie sich in diesem Zustand ein Y-Tape beginnend an der Wirbelsäule durch die Unterstützung eines Partners anlegen. Bitten Sie dazu die zweite Person, die beiden Zügel des Y-Tapes so aufzufächern, dass sie entlang Ihrer beiden Halsstränge im Nacken parallel zueinander verlaufen.

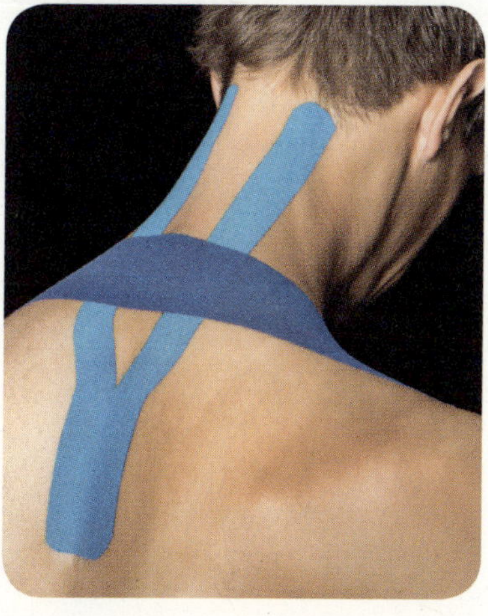

Ein HWS-Tape entlastet verspannte Nackenmuskeln.

Das Y-Tape sollte dort enden, wo Ihr Haaransatz beginnt. Zur Stabilisierung lassen Sie sich über das Y-Tape anschließend ein andersfarbiges langes I-Tape quer über den sogenannten prominenten (hervortretenden) Halswirbel mit deutlichem Zug kleben. Um diese Stelle zwischen Ihren Schulterblättern zu ertasten, bitten Sie

INFO

EIN VERSPANNTER NACKEN IST KOPFSACHE

Langes Sitzen am Steuer, am Schreibtisch oder das Checken des Smartphones bringt das gesamte Muskelsystem unseres Körpers aus dem Gleichgewicht – Nacken-Verspannungen oder gar chronische Fehlhaltungen sind die Folge. Bei der Konzentration auf den Straßenverkehr, der Arbeit am Computer oder dem Tippen mit dem Handy schieben wir unseren Kopf nach vorn, neigen ihn nach hinten oder zur Seite. Diese Bewegungen müssen unsere Nackenmuskeln aus eigener Kraft ausgleichen und unsere beiden Schultern ausbalancieren. Das ist für alle Beteiligten Schwerstarbeit, denn unser Kopf ist nicht gerade ein Leichtgewicht! Vielmehr macht die Masse von Gehirn und Co. fünf bis sieben Prozent unseres Körpergewichts aus. Bei einem Menschen, der 70 Kilogramm auf die Waage bringt, fällt unser Kopf also mit vier bis fünf Kilogramm ins Gewicht.

Ihren Partner, beim Kopfbeugen mit seiner Hand über Ihren Nacken zu streichen: Die kleine Erhebung ist der gesuchte Halswirbel. Bei einem beanspruchten Smartphone-Nacken ist eine wiederholte Anwendung sinnvoll!
Besonderheit: Hilfe durch eine zweite Person
Schwierigkeitsgrad: Einfach

INFO

Machen Sie den Selbsttest, indem Sie Ihren Kopf mit angewinkelten Armen auf einem Tisch abstützen, und versuchen Sie, ihn in dieser Position möglichst lange zu halten. Diese Stabilisierung ist auf Dauer nicht nur für unsere Arme belastend, sondern zieht auch die Halswirbelsäule in Mitleidenschaft! Unser Nacken verspannt, und der Rücken schmerzt bei jeder Bewegung.
Um diese Beschwerden zu lindern oder gar zu vermeiden, hilft das Training der sogenannten Rumpfstabilität. Unter dem Rumpf versteht man vereinfacht die Körpermitte des Menschen: Sie besteht besonders aus Rücken und Bauch abzüglich der Extremitäten wie Arme und Beine. Ein stabiler Rumpf macht viele alltägliche Bewegungen ohne Einschränkungen mit, kann schwere Lasten ertragen und führt zu einer aufrechten Haltung des Menschen. Oder wollen Sie wie unsere affenähnlichen Vorfahren durch die Welt gehen? Also riskieren Sie keinen Smartphone-Nacken, indem Sie erhobenen Hauptes voranschreiten!

Rücken-Kodex: Die zehn Gebote nach Stuart McGill

Die zehn Gebote des kanadischen Wirbelsäulen-Experten *Professor Stuart McGill* garantieren laut seinem Buch »Rücken-Reparatur« einen stabilen sowie schmerzfreien Rücken (im Folgenden sinngemäß wiedergegeben).

1. Dem Rücken täglich Bewegung gönnen

Moderate Bewegung tut nicht nur unserem Körper, sondern auch unserem Kopf gut. Bauen Sie bewusst jeden Tag körperliche Aktivität in Ihren Alltag ein. Je öfter Sie das machen, desto eher wird es zu einer Gewohnheit, auf die Sie nicht mehr verzichten wollen.

2. Ein gesundes Gleichgewicht bewahren

Unser Körper kann nur gesund bleiben, wenn wir in unserem Leben ein Gleichgewicht zwischen ausreichend Schlaf, guter Ernährung und körperlicher Aktivität herstellen (Dreiklang).

3. Schmerzhafte Fehlhaltungen vermeiden

Unsere Körperhaltung, die Art der Bewegung sowie der empfundene Schmerz hängen eng miteinander zusammen. Bereiten Sie die Wirbelsäule auf Belastungen vor, indem Sie eine neutrale Haltung einnehmen und beibehalten. Oder anders ausgedrückt: Falls bestimmte Haltungen oder Bewegungen bei Ihnen Schmerzen hervorrufen, erkennen Sie die Fehlhaltungen und vermeiden Sie diese. Selbst ein operativer Eingriff bringt auf Dauer keine

Heilung, wenn der Patient nach der OP die fehlerhaften Bewegungsabläufe wieder aufnimmt, die zur ursprünglichen Verletzung geführt haben (Rückenhygiene).

4. Dauerbehandlungen sind keine Lösung

Sofern Sie nach einer Verletzung Schmerzen haben und professionelle Hilfe in Anspruch nehmen müssen, sollten Experten das Problem innerhalb einer angemessenen Zeit lösen können. Ein Arzt, der lediglich Beschwerden lindern kann, ohne der Ursache auf den Grund zu gehen, macht den Patienten abhängig. Besser ist es, wenn Experten Hilfe zur Selbsthilfe geben und die Eigenverantwortung des Patienten stärken, indem sie Ratsuchenden das richtige Rüstzeug an die Hand geben.

5. Aktive Behandlungen sind besser als passive

Grundsätzlich unterscheidet man zwei Formen:

- Passive Behandlungen sollen die Beschwerden, also die Symptome, lindern. Bei einer passiven Behandlung wird etwas mit dem Patienten gemacht. Entsprechende Therapien wie Ultraschall gehen weder dem Schmerzauslöser auf den Grund noch verbessern Sie die Heilungschancen.
- Aktive Behandlungen sollen dagegen die Ursache behandeln. Der Patient ist in irgendeiner Form beteiligt und arbeitet aktiv auf seine Genesung hin. Dabei lernt er etwa, sich so zu bewegen, dass der Schmerz nicht mehr ausgelöst wird.

6. Mediziner sind keine »Halbgötter in Weiß«

Viele Schmerzgeplagte gehen davon aus, dass alle Ärzte gleichermaßen kompetent sind. Leider sehen sich einzelne Mediziner immer noch als »Halbgötter in Weiß« und vermitteln den Eindruck, man dürfe ihr professionelles Vorgehen nicht hinterfragen. Patienten haben jedoch das Recht, sich über den Sinn und Zweck der jeweiligen Behandlung informieren zu lassen sowie Fragen zu stellen. Die Verordnung von Ultraschall etwa ist eine beliebte passive Behandlungstechnik, die bei Rückenschmerzen jedoch nachweislich nicht mehr nutzt als ein Placebo.

7. Schmerzmittel lindern lediglich Symptome

Viele Hausärzte kennen sich mit Rückenschmerzen nur unzureichend aus und verordnen daher im Zweifel sofort Schmerzmittel. Bei Linderung mit der chemischen Keule setzen die Patienten ihre Fehlhaltungen und falschen Bewegungen jedoch wegen Unwissens fort – mit fatalen Folgen. Die Leidgeplagten müssen selbst herausfinden, welche Bewegungen ihnen guttun. Dazu brauchen sie Hilfe von qualifizierten Orthopäden und spezialisierten Physiotherapeuten, die auf dem neuesten wissenschaftlichen Stand sind.

8. Kraft und Ausdauer ergeben Kraftausdauer

Eine kraftvolle Körpermitte ist gut – zu viel davon kann jedoch den Rücken überfordern. Daher muss Kraft immer mit Ausdauer und Körperkontrolle einhergehen.

Die sogenannte Kraftausdauer versetzt uns in die Lage, Bewegungen selbst nach zahlreichen Wiederholungen und Ermüdungserscheinungen technisch sauber auszuführen. Denn rückenschonende Bewegungen erfordern eine starke Wirbelsäule sowie stabile Bewegungen aus der Schulter und der Hüfte (Rumpfkraft).

9. Einen individuellen Therapie-Ansatz finden

Der Rücken des Menschen ist so einzigartig wie seine Persönlichkeit. Deshalb ist die Annahme, dass es eine einheitliche Therapie für alle Patienten gleichermaßen gibt, vermessen. Ärzte und Therapeuten setzen leider immer noch zu häufig auf eine einzige Behandlungsform – unabhängig von den individuellen Beschwerden des Patienten.

10. Selbstbeobachtung führt zur Schmerzfreiheit

Verbessern sich die Rückenbeschwerden, sollte der Therapieplan entsprechend angepasst werden. Nicht nur die schmerzfreien Bewegungsabläufe, sondern auch die Dosierung des Trainings müssen dazu erweitert werden. Dabei geht es um Übungspläne, die unterhalb der Schmerzschwelle bleiben. Tut es Ihnen noch weh, haben Sie zu früh zu viel gemacht. Vielmehr sollen die Übungen in einer ersten Stufe Schmerzen lindern. Weitere Stufen sind so gestaltet, dass Sie Ihre schmerzfreien Aktivitäten langsam, aber sicher ausbauen können – bis zur kompletten Beschwerdefreiheit!

INFO

STRESS IST ZWAR NÜTZLICH IM KAMPF, ABER AUF DAUER SCHÄDLICH

»Ich bin total im Stress.« Dieses Gefühl kennt jeder von uns. Doch was genau bedeutet Stress? Wenn wir unter Strom stehen, laufen verschiedene chemische Prozesse in unserem Körper ab: Das Mark der Nebenniere schüttet Stresshormone aus, nämlich 80 Prozent Adrenalin und 20 Prozent Noradrenalin. Beide Hormone werden in Windeseile über sämtliche Blutbahnen im Körper verteilt – der Mensch reagiert mit körperlicher Anspannung. Das hat durchaus Sinn, denn mit Adrenalin im Blut können wir bei Gefahr schneller fliehen oder uns gegenüber einem Angreifer besser wehren. Gesundheitsschädlich ist Stress besonders dann, wenn er zum Dauerzustand wird. Denn wenn wir uns über einen längeren Zeitraum nicht entspannen können, wird zusätzlich in der Nebennierenrinde Kortisol ausgeschüttet. Dieses Hormon sorgt dafür, dass mehr Sauerstoff in unsere Lungen gepumpt wird, unser Herz schneller schlägt und eine Extraportion Energie in Form von Zucker (Glukose) für Kopf und Muskeln bereitgestellt werden. Dadurch wachsen wir einerseits über uns hinaus und verbringen in diesem Zustand Höchstleistungen. Andererseits wird durch die erhöhte Kortisol-Ausschüttung die Schmerzempfindlichkeit des Menschen heruntergefahren. Auf Dauer macht uns dieser Zustand langfristig krank.

Schultern mit Armen

Schulter

Schmerzen in der Schulter sind weitverbreitet: Sie reichen von einem steifen Schultergelenk über Bewegungseinschränkungen im Arm bis zu Schmerzen im Handgelenk. Denken Sie vor dem Taping an die vier As: Abmessen, Abschneiden, Abrunden und Anlegen.

Schritt für Schritt: Das klassische Schulter-Tape ist ein Y-Tape, das um das kugelförmige Schultergelenk geklebt wird. Lassen Sie sich beim Anlegen von einem Taping-Partner helfen und achten Sie darauf, dass die beiden Zügel um Ihr Gelenk herum wie eine Schleife gebunden werden.

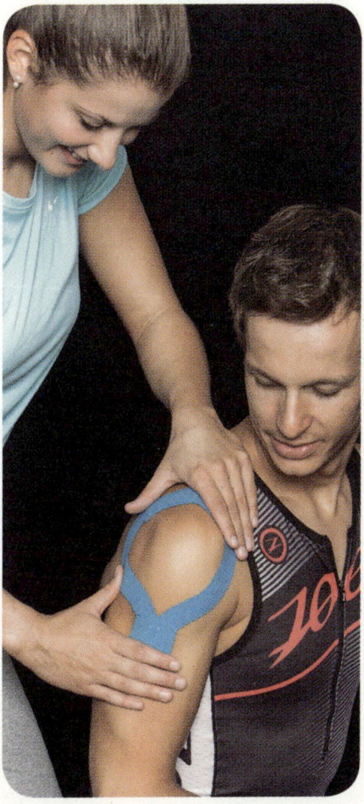

Das einfache Schulter-Tape macht eine steife Schulter langfristig wieder beweglich.

Dieses Tape stabilisiert nicht nur Ihre Schulter, sondern gibt auch dem entsprechenden Arm ein gutes Gefühl.
Besonderheit: Hilfe durch eine zweite Person
Schwierigkeitsgrad: Mittel

AHA!

Taping-Tipp: *Bei Beschwerden im Nackenbereich lässt sich das Schulter-Tape um einen Streifen am seitlichen Hals erweitern. Zur Stabilisierung sollten Sie sich abschließend weitere andersfarbige Tapes von Ihrem Partner über das Schulterdach kleben lassen.*

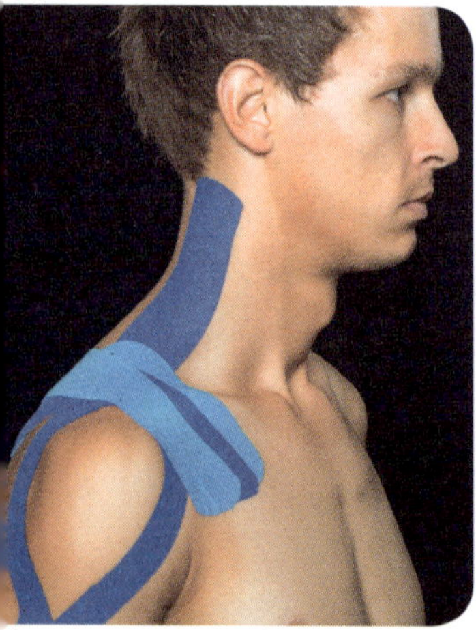

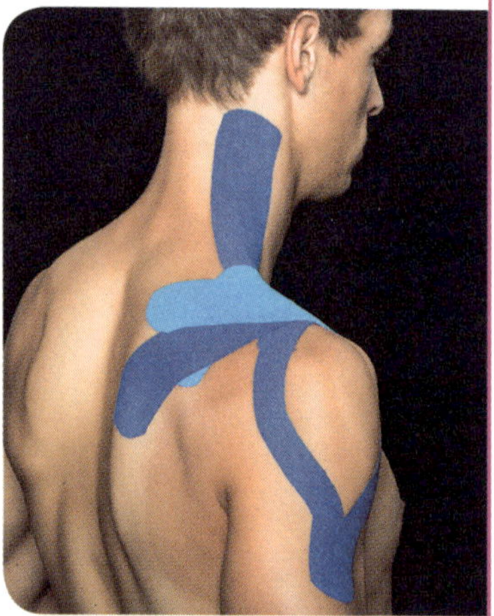

Schmerzen in der Schulter strahlen oft in den Hals oder Arm aus. Dann kann ein kompliziertes Schulter-Tape helfen!

Hände

Taubheitsgefühle in den Händen sind vielen jungen Menschen durch das ständige Tippen auf Computer, Tablet und Smartphone nur allzu vertraut. Senioren haben dagegen häufig Probleme in Fingern und Gelenk. Dann kann ein entsprechendes Tape helfen, das Daumengelenk zu stabilisieren und die beanspruchte Handmuskulatur zu entlasten.

Schritt für Schritt: Für das Daumengelenk-Tape benötigen Sie einen Tisch zum Ablegen Ihres Arms, die Hilfestellung eines Partners sowie zwei unterschiedlich farbige Tapes in verschiedenen Längen. Strecken Sie zum Anlegen Ihren Arm seitlich auf dem Tisch aus, halten Sie jedoch Ihr Handgelenk gerade. Lassen Sie sich nun mithilfe der zweiten Person das erste lange Tape seitlich vom Ellbogen beginnend über Ihr Daumengelenk kleben. Bitten Sie die Hilfsperson, das Band am freien Ende längs einzuschneiden und die beiden Zügel wie eine Schleife

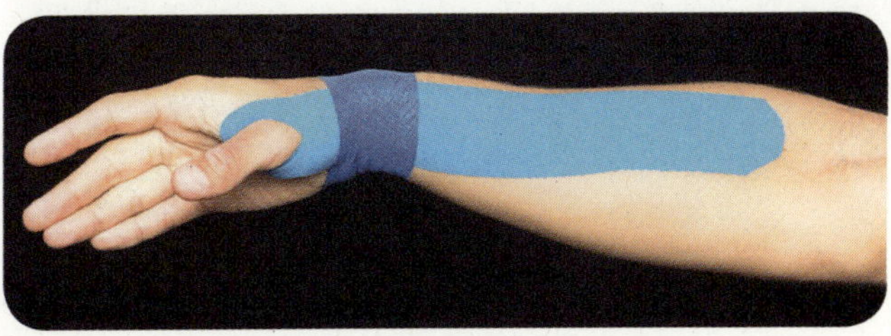

Ein Daumengelenk-Tape stabilisiert das Handgelenk.

um Ihren Daumen zu binden. Zur Stabilisierung empfiehlt sich das Anlegen eines zweiten kurzen Bands um Ihr Handgelenk.
Besonderheit: Hilfe durch eine zweite Person, am Tisch
Schwierigkeitsgrad: Mittel

AHA!

Taping-Tipp: *Sollten Schmerzen von der Halswirbelsäule oder Verspannungen im Nacken in Ihren Arm ausstrahlen, empfiehlt sich ein HWS-Tape als Ergänzung zum Daumengelenk-Tape.*

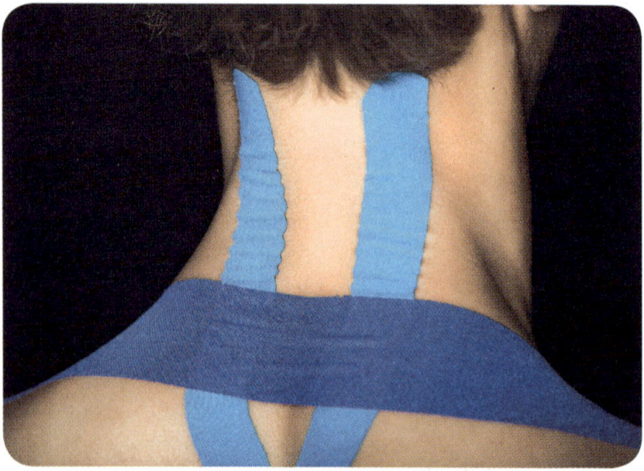

Durch das HWS-Tape werden die Verschiebungen der Haut (Convolutionen) im Nacken sichtbar.

Arme

Ob Tennis-, Golfer- oder der unter Schreibtischtätern weitverbreitete Maus-Arm – gemeinsam ist allen Symptomen eine beanspruchte Armmuskulatur. Diese lässt sich mit einem einfachen Tape-Verband entlasten, sodass Sie schon bald wieder schmerzfrei auf dem Tennisplatz aufschlagen können!

Schritt für Schritt: Gehen Sie beim Anlegen vor wie beim Daumengelenk-Tape (siehe Seite 93 f.) mit dem Unterschied, dass Sie die Daumen-Schleife am Ende vernachlässigen können. Das Arm-Tape schließt stattdessen an der Handwurzel, Arm-Tapes lassen sich sowohl an der Innen- als auch der Außenseite Ihres Ober- und Unterarms anlegen, am besten mit einem kurzen Querstreifen zur Stabilisierung im Ellbogen. Bei Bedarf können sich die Klebebänder sogar der Länge nach über den gesamten Arm erstrecken.

Besonderheit: Hilfe durch eine zweite Person

Schwierigkeitsgrad: Einfach

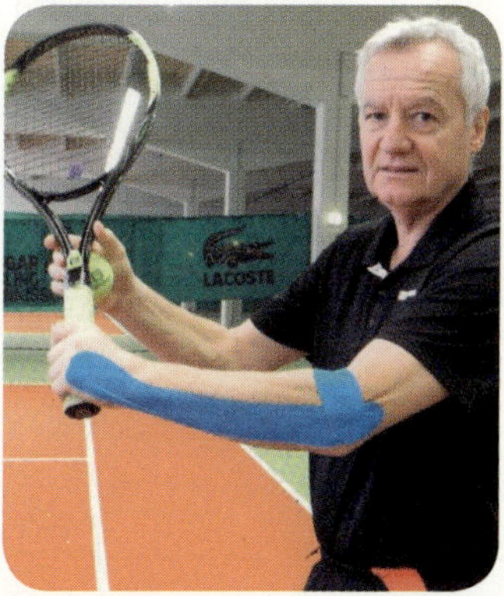

Der ehemalige Bundesliga-Spieler Edgar Euling steht dank eines Tennisarm-Tapes immer noch auf dem Platz.

INFO

EINE FUSSREFLEXZONENMASSAGE MACHT MÜDE FÜSSE WIEDER MUNTER

Die Fußreflexzonenmassage (FRM) ist eine Massage-Technik, bei der bestimmte Bereiche der Fußsohle, die Fußreflexzonen, mit gezielten Griffen gedrückt und gerieben werden. Die Massage kann durch einen Manualtherapeuten, von einer Behandlerin im Kosmetik- oder Nagelstudio, aber auch mit den eigenen Händen zu Hause durchgeführt werden. Falls Sie es selbst einmal probieren wollen, cremen Sie Ihre Hände zuvor mit einem Massage-Öl oder einer Fettcreme ein. Machen Sie es sich dann in Ihren eigenen vier Wänden gemütlich, setzen Sie sich auf einen Stuhl und umfassen Sie Ihre Füße mit beiden Händen. Platzieren Sie Ihren Daumen auf dem Fußrücken etwa auf Höhe des Knöchels. Von dort streichen Sie mehrmals mit sanftem Druck nach vorn und nach außen: Strecken, Ziehen und Dehnen der einzelnen Zehen-Gelenke ist ausdrücklich erwünscht! Machen Sie das, was Ihren Füßen nach einem Tag in eingeschnürten Schuhen guttut.

Je öfter Sie Ihre Füße massieren, desto besser. Denn regelmäßige Anwendung verbessert die Durchblutung der Extremitäten, wärmt besonders die kalten Füße von Frauen und entspannt nebenbei den gesamten Körper. Die ganzheitliche Wirkung beruht auf der fernöstlichen Annahme, dass der Fuß in einer Wechselbeziehung zum Menschen

INFO

steht. Dabei sind die einzelnen Reflexzonen bestimmten Organen in unserem Körper zugeordnet. Nach dieser Theorie ist es möglich, durch die Behandlung der entsprechenden Fußzone die Funktionstätigkeit von Organen wie Magen, Darm und Leber positiv zu beeinflussen und somit Beschwerden zu lindern. Die richtige Technik hilft nicht nur bei organischen Störungen, sondern auch bei Gelenk- und Wirbelsäulenerkrankungen sowie sogar bei Kopfschmerzen. Bei der Behandlung unterscheidet man zwischen dem linken und rechten Fuß.

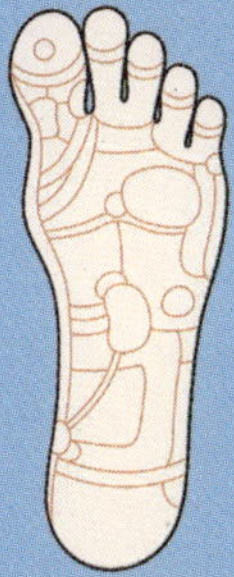

Zonen am linken Fuß
Zehen: Kopf
Fußballen: Linker Schultergürtel
Außenseite: Linker Arm/Knie
Ferse: Becken/linke Hüfte
Innenseite: Wirbelsäule
Fußgewölbe: Innere Organe links/Herz, Magen

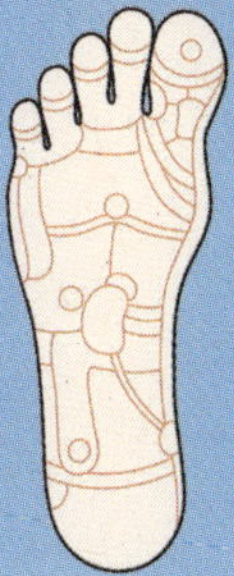

Zonen am rechten Fuß
Zehen: Kopf
Fußballen: Rechter Schultergürtel
Außenseite: Rechter Arm/Knie
Ferse: Becken/rechte Hüfte
Innenseite: Wirbelsäule
Fußgewölbe: Innere Organe rechts/Leber

Beine mit Füßen

Füße

Unsere Beine tragen uns durch die Welt – manche Menschen schneller, andere gemächlichen Schrittes. Das Tempo bestimmt unser Leben, die Zeit rast förmlich dahin, und wir lassen uns davon gerne mitreißen! Dann ist es gut, wenn man von Kindesbeinen an fest verwurzelt ist. Denn wer mit beiden Füßen auf der Erde steht, den kann so schnell nichts umwerfen. Umso wichtiger ist es, unsere Gehwerkzeuge pfleglich zu behandeln und ihnen nach einem körperlich anstrengenden Tag oder einer harten Trainingseinheit die nötige Erholung zu gönnen. Denn mit frischen Füßen läuft es sich leichter durchs Leben!

Bei einseitigen Belastungen unserer Beine kann es zu Beschwerden in Waden und Füßen kommen. Besonders Langstrecken-Läufer haben häufig Probleme mit der Achillessehne, klagen gar über Schmerzen in der Ferse (Fersensporn).

Damit Ihre Sehnen und Bänder künftigen Laufeinheiten wieder standhalten, ist ein Achillessehnen-Tape geeignet. Dieser Verband umschließt Ferse und Wade. Die Taping-Kombination hat sich bewährt, da viele Sehnenschmerzen in den Fuß ausstrahlen. Denken Sie vor dem Anlegen bitte wieder an die Vorgehensweise nach den vier As.

Das bedeutet – getreu der vierteiligen Alliteration – Abmessen, Abschneiden, Abrunden und Anlegen.

Schritt für Schritt: Legen Sie sich zum Kleben auf den Bauch, am besten auf dem Bett, der Couch oder einer Liege. Lassen Sie den Fuß des betroffenen Beins locker herunterhängen, und nehmen Sie beim Anlegen die Unterstützung eines Partners in Anspruch. Bitten Sie die Hilfsperson, Ihnen ein langes Y-Tape von der Mitte der Fußsohle bis zur Kniekehle auf den Körper zu kleben. Zur Entlastung Ihrer Wadenmuskulatur lassen Sie sich ein langes andersfarbiges I-Tape anlegen (siehe Bild). Stabilisieren Sie das Achillessehnen-Tape abschließend, indem Sie sich ein Klebeband in der Farbe des ersten Tapes um das Sprunggelenk binden lassen.
Besonderheit: Hilfe durch eine zweite Person, in Bauchlage
Schwierigkeitsgrad: Mittel

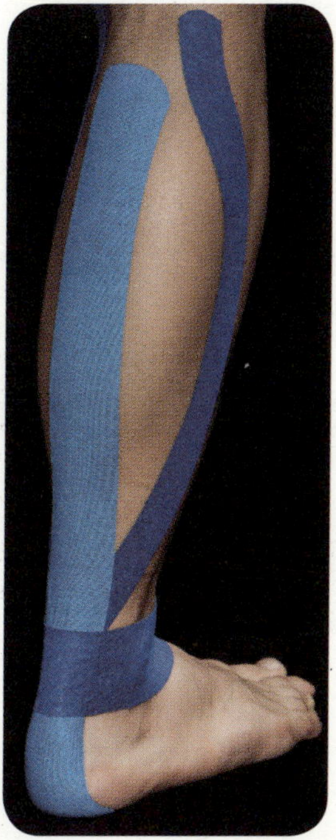

Das Taping der Achillessehne hilft bei verspannter Wadenmuskulatur und stabilisiert gleichzeitig das obere Sprunggelenk (dunkelblaues Tape am Fuß).

AHA!

Taping-Tipp: *Bei Schmerzen im Gehen oder einem instabilen Sprunggelenk hilft ein einfaches Fuß-Tape aus zwei unterschiedlich farbigen I-Tapes, die Sie schräg über Ihren Knöchel kleben können (siehe Bild). Setzen Sie sich dazu auf einen Stuhl und legen den zu behandelnden Fuß über das Knie des anderen Beins. Bei geschwollenen Füßen empfiehlt sich dagegen das Anlegen eines Lymph-Tapes auf der Fußsohle, das aus einem aufgefächerten Tentakel-Tape sowie einem andersfarbigen I-Tape zur Stabilisierung besteht (siehe Bild).*

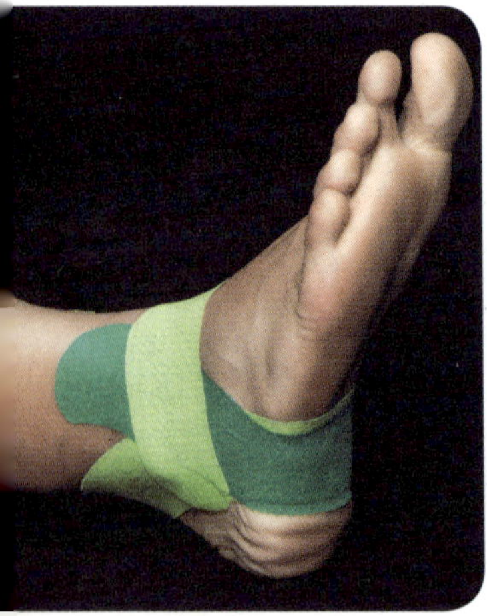

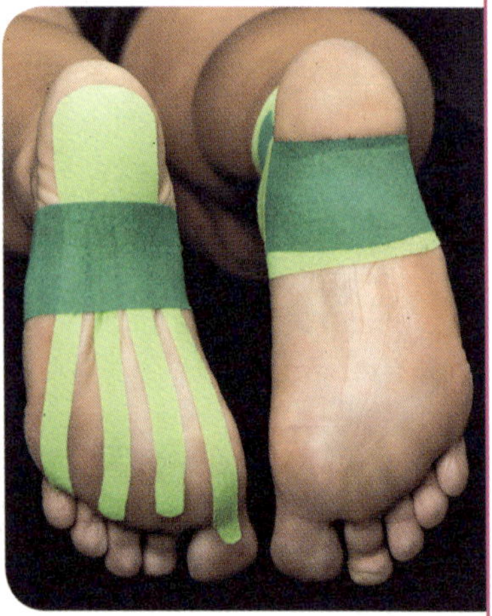

Ein einfaches Fuß-Tape hilft bei Fersensporn und einem instabilen Sprunggelenk. Das Anlegen eines Lymph-Tapes auf der Sohle (linker Fuß) ist dagegen angebracht bei geschwollenen Füßen, da es durch die einzelnen Zügel den Lymphabfluss des Körpers anregt.

INFO

AUSDAUERSPORT WIRKT ALTERUNGSPROZESS ENTGEGEN

Das Alter ist der größte Risiko-Faktor für die Entstehung von Herz-Kreislauf-Erkrankungen. Wirkt man dem natürlichen Alterungsprozess mit moderater Bewegung entgegen, kann das den Menschen vor typischen Herz-Krankheiten bewahren, wie Forscher vom Universitätsklinikum des Saarlandes Homburg/Saar herausgefunden haben. Das Rätsel lösten der Kardiologe *Dr. Christian Werner* und seine Kollegen mithilfe einer randomisierten, kontrollierten Trainingsstudie – und machten dabei folgende Entdeckung:

- Wer regelmäßig Ausdauersportarten wie Joggen oder leichtes Radfahren ausübt, bremst den Alterungsprozess von Zellen sowie Organismus und schützt sich somit besser vor Herz-Kreislauf-Erkrankungen wie Herzinfarkt, Herzschwäche und Altersdiabetes.

Zu Forschungszwecken stellten sich 124 gesunde, nicht-sportliche Personen im Alter von 30 bis 60 Jahren zur Verfügung. Davon betätigten sich 89 Probanden in drei unterschiedlichen Trainingsgruppen – Ausdauer, Intervall, Kraft – sechs Monate lang dreimal jeweils 45 Minuten pro Woche sportlich. Die übrigen Studienteilnehmer der

INFO

Kontrollgruppe verzichteten dagegen bewusst auf körperliche Aktivitäten. Das hatte entscheidende Auswirkungen auf die Telomerase-Aktivität, also die Produktion des Enzyms, das der Zellalterung im Körper entgegenwirkt. Unter Telomeren versteht man die einsträngigen Enden der Erbgutträger (Chromosomen) in den Zellen, die die Erbinformation schützen. Die Telomerase wirkt der Zellteilung während des Alterungsprozesses entgegen, indem sie die Verkürzung der Zellen verhindert.

Mehr Telomerase als ihre Kollegen in der Kontrollgruppe erzeugten die Probanden der Trainingsgruppen – am höchsten war die Enzym-Ausschüttung in der Ausdauer-Trainingsgruppe. Die Konditionseinheit setzte sich aus 45 Minuten Joggen im aeroben Bereich bei 60 Prozent der Herzfrequenzreserve (HRR) zusammen sowie Intervallen im Wechsel aus vierminütigen hohen Belastungsphasen – etwa rennen bei 80 bis 90 Prozent der HRR – und anschließender dreiminütiger Erholung bei niedriger Belastung (65 bis 70 Prozent der HRR). Diese Abfolge wurde nach einer Aufwärmphase viermal wiederholt, nach dem letzten Mal liefen die aktiven Studienteilnehmer langsam aus.

Im Gegensatz dazu umfasste das Krafttraining ein Zirkel-Training mit acht Übungen an verschiedenen Geräten. Die erhöhte Telomerase-Aktivität war bei moderatem

INFO

Ausdauertraining und Intervalltraining messbar, nicht jedoch bei intensivem Krafttraining.
»Damit haben wir einen Biomarker, der es ermöglicht, Trainingsempfehlungen für gesunde Menschen und für Herzkranke abzuleiten«, fasste Werner die Studie zusammen, »gesunde Menschen können sich durch regelmäßige Bewegung vor Herz-Krankheiten schützen. Dabei sollte Krafttraining ergänzend zu Ausdauertraining durchgeführt werden, nicht aber als Ersatz dafür.«

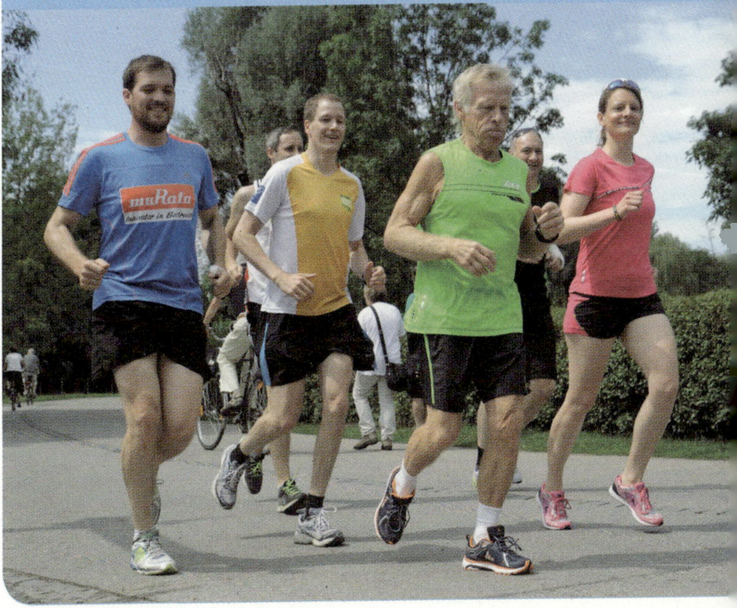

Knie

Schmerzen im Knie zählen zu den häufigsten Verletzungen von Ballsportlern. Ganze Generationen von Fußballspielern haben sich bereits mit Kreuzband- und Meniskusrissen unters Messer gelegt, die je nach Schwere der Verletzung bis zu sechs Monate Ausfall bedeuten.
So weit muss es jedoch nicht kommen, denn ein instabiles Knie lässt sich besser vor Verletzungen schützen, indem Sie vor der Belastung das entsprechende Tape anlegen.

Schritt für Schritt: Für das Knie-Tape benötigen Sie zwei einfarbige, gleichlange I-Tapes. Setzen Sie sich nach der Vorbereitung gemäß der Vier-A-Methode auf einen Stuhl. Beginnen Sie mit dem Anlegen des ersten I-Tapes auf der Außenseite des Oberschenkels oberhalb Ihres Knies. Legen Sie nun das Band mit maximalem Zug in einem Halbkreis um Ihre Kniescheibe herum, und streichen Sie es anschließend glatt, um den Kleber zu aktivieren. Sobald das Tape faltenfrei auf Ihrer Haut klebt, ergänzen Sie das Halbrund mithilfe des anderen I-Tapes unter höchster Spannung zu einem geschlossenen Kreis rund um Ihr Knie. Die beiden gleichfarbigen Tapes dürfen sich durchaus überlappen. Stellen Sie sich dabei vor, Sie würden aus zwei Mondsicheln einen Vollmond machen.
Besonderheit: im Sitzen
Schwierigkeitsgrad: Einfach

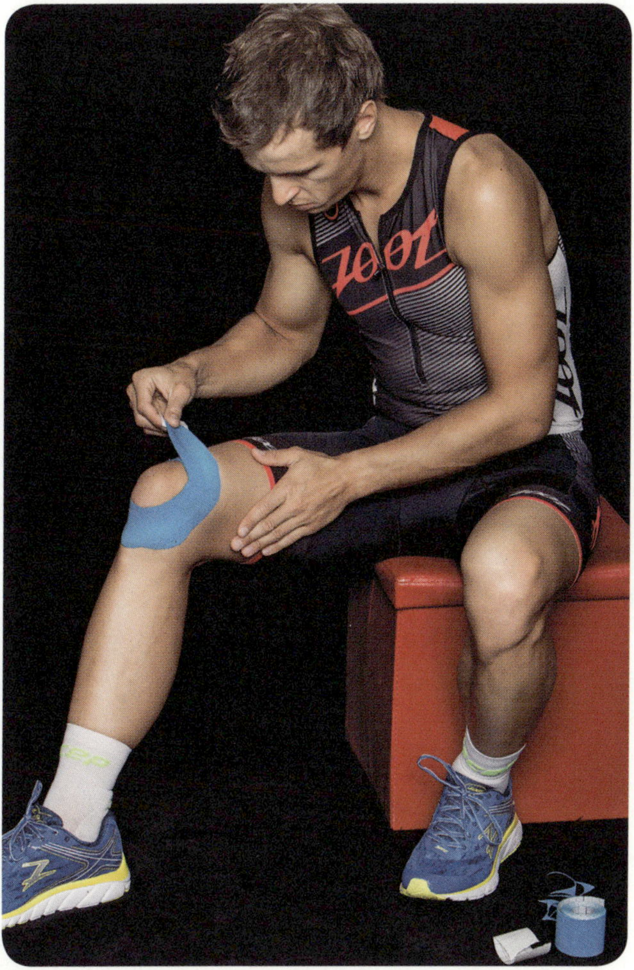

Ein Knie-Tape besteht aus zwei halbkreisförmig angelegten I-Tapes.

AHA!

Taping-Tipp: *Ist Ihr Oberschenkel etwa durch einen Schlag oder Tritt – wie beim Pferdekuss des ehemaligen Fußball-Profis Alfred Nijhuis – geschwollen und die umliegende Haut erhitzt, sollten Sie über ein Lymph-Tape in diesem Bereich nachdenken. Dabei handelt es sich um einen Verband, der die Wasseransammlungen in den Lymphgefäßen, die zur Schwellung in Ihrem Körper geführt haben, entstaut und abtransportiert.*

Zum Anlegen auf dem betroffenen Oberschenkel schneiden Sie zwei unterschiedlich farbige, lange I-Tapes mittig so ein, dass Sie die einzelnen Zügel anschließend wie einen Fächer spreizen können (siehe Bild). Legen Sie nun das erste Tape auf Höhe Ihrer Hüfte an und fächern es in Schlangenlinien auf. Machen Sie anschließend das Gleiche mit dem zweiten andersfarbigen Band. Beide Tapes dürfen sich auf der erhitzten Haut überlappen, die einzelnen Zügel über das Knie reichen. Das Oberschenkel-Lymph-Tape ist eine Kunst für sich – nicht gerade einfach, aber sehr effektiv!

Je stärker Sie an die wohltuende Wirkung der Klebetechnik glauben, desto besser wird Ihnen ein Tape auf dem Körper helfen! Denn der Glaube versetzt bekanntlich Berge – wie Wissenschaftler herausgefunden haben.

AHA!

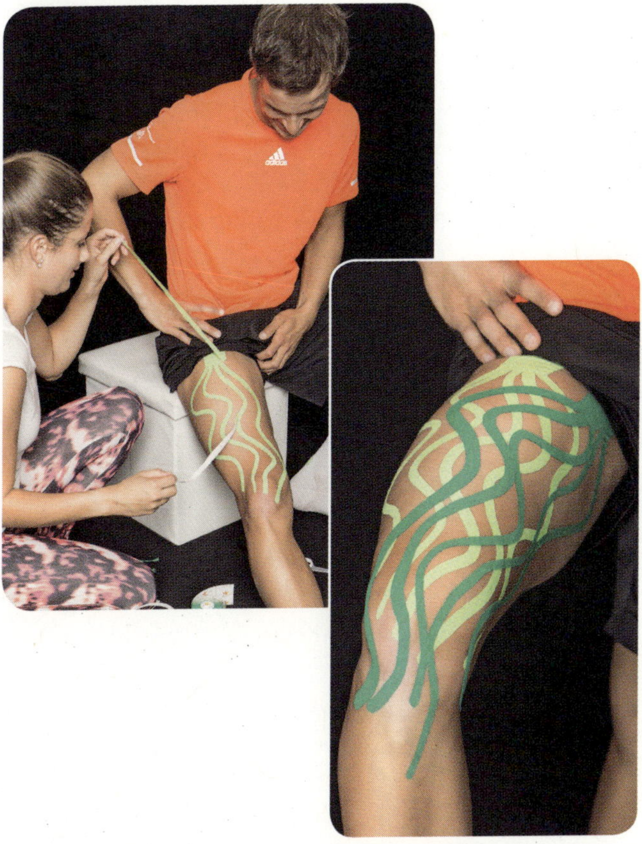

Beim Oberschenkel-Lymph-Tape werden zwei Tentakel-Tapes kunstvoll übereinander gelegt – am besten mit Hilfe eines Partners. Dieses Tape entstaut dicke Oberschenkel.

INFO

FREUDE AN BEWEGUNG: GLAUBE AN SPORT BEFLÜGELT TRAINING

Dass regelmäßige Bewegung guttut, wissen die meisten Menschen. Doch glauben sie auch daran? Dieser Frage ging der Psychologe *Hendrik Mothes* vom Institut für Sport und Sportwissenschaft der Universität Freiburg nach. Der Forscher und sein Team belegten mit einer Studie, dass Probanden sowohl psychisch als auch neurophysiologisch mehr vom Training haben, wenn sie mit einer positiven Erwartungshaltung an den Sport herangingen.

An der Studie von Mothes nahmen 76 Männer und Frauen im Alter zwischen 18 und 32 Jahren teil. Sie mussten in seinem Forschungslabor 30 Minuten lang auf einem Fahrradergometer in die Pedale treten. Zuvor wurden den Probanden jeweils unterschiedliche Kurzfilme vorgespielt, die Radfahren entweder als förderlich für die Gesundheit zeigten – oder eben nicht. Außerdem stellten die Forscher den Teilnehmern vorab die Gretchenfrage: »Glauben Sie an positive Effekte durch Bewegung?« Diese Frage beantworteten die Teilnehmer schriftlich, indem sie vor und nach dem Training ihr persönliches Wohlbefinden und ihre Stimmung angaben. Ferner wurde die Gehirnaktivität der Probanden mit einem Elektroenzephalogramm (EEG) aufgezeichnet.

INFO

»Die Ergebnisse zeigen im Sinne einer selbsterfüllenden Prophezeiung, dass der Glaube daran, wie gut einem Sport-Aktivität tut, eine beachtliche Auswirkung auf das Wohlbefinden hat«, fasst Mothes zusammen. Die Studie belegt laut dem Wissenschaftler die Wirkung eines Placebo-Effekts beim Sport: Probanden, die bereits vor der Untersuchung an positive Effekte durch Bewegung glaubten, hatten größere Freude am Training, verbesserten ihre Stimmung und reduzierten deutlicher ihre Ängstlichkeit als ihre weniger zuversichtlichen Kollegen.
Durch die EEG-Messung zeigte sich eine weitere neurophysiologische Erkenntnis: Die Teilnehmer mit größeren Erwartungen an das Training sowie diejenigen, die zuvor einen Film gesehen hatten, der über die gesundheitlichen Vorzüge des Radfahrens berichtete, wiesen im Gehirn eine größere Entspannung auf.

Die Ergebnisse lassen sich aller Wahrscheinlichkeit auf andere Ausdauersportarten wie Joggen, Schwimmen und Langlaufen übertragen, mutmaßt Mothes und fügt hinzu: »Erwartungshaltungen und Vorstellungen haben möglicherweise langfristige Konsequenzen, etwa für die Motivation zum Sporttreiben. Sie entscheiden darüber, ob man sich das nächste Mal zum Joggen aufraffen kann oder lieber auf der Couch sitzen bleibt.«

Spezial-Tapes mit Gitterpflastern

Abschließend zeigen wir Ihnen, wie Sie schmerzende Narben auf Ihrem Körper sowie lokale Schmerzauslöser, auch Triggerpunkte genannt, mit Taping effektiv behandeln können. Zum punktuellen Kleben sind die flächigen Bänder allerdings nur bedingt geeignet. Daher legen wir Ihnen die sogenannten Gitterpflaster ans Herz. Die kleinen rechteckigen Pflaster, die auch als Cross-Tapes bezeichnet werden, haben die Form eines Scherengitters und sind in verschiedenen Größen (Patches) sowie Farben als Heft mit neun Stück erhältlich. Zur diskreten Behandlung von Narben und Triggerpunkten im Gesichtsbereich empfehlen wir Ihnen hautfarbene Cross-Tapes.

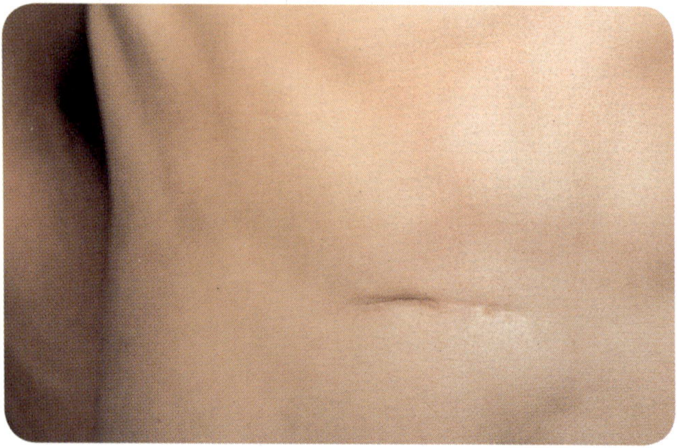

Körperliche Wunden müssen nicht wehtun!

INFO

WESTLICHE TRIGGERPUNKTE ENTSPRECHEN DEN AKUPUNKTUR-STELLEN

Nach der Traditionellen Chinesischen Medizin wird unser Körper von verschiedenen energetischen Leitbahnen, den Meridianen, durchzogen. Entlang dieser Bahnen sollen die feinen Nadeln der fernöstlichen Akupunktur-Therapie bestimmte Punkte reizen und dadurch körperliche Blockaden des Energieflusses (Chi) lösen. Entscheidend bei der Behandlung sind die Einstichstellen – 386 Hauptpunkte sind laut der amerikanischen Akupunktur-Forscherin *Dr. Helen Langevin* am menschlichen Körper bisher nachgewiesen. Einige von ihnen gelten im europäischen Raum als Triggerpunkte. Darunter versteht man die Stellen im Bindegewebe, in denen hohe Spannungen herrschen und die daher mit Schmerz verbunden sind.

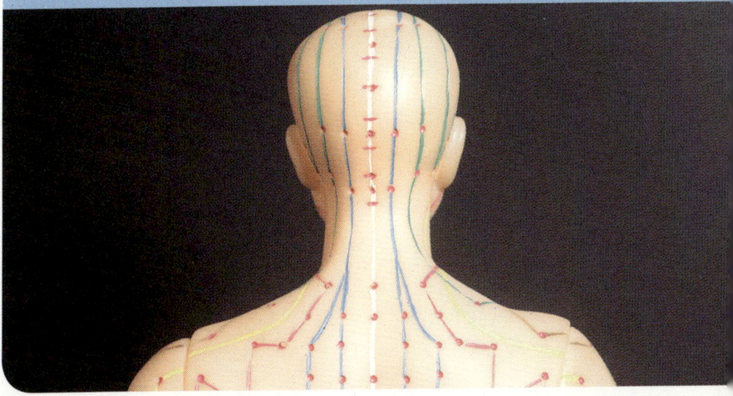

Narben

Sie haben »alte« Narben am Körper, die Ihnen von Zeit zu Zeit oder bei einer bestimmten Bewegung wehtun? Dann kann ein Gitterpflaster Linderung verschaffen! Um den Schmerzauslöser rund um den Triggerpunkt gezielt zu lokalisieren, sollten Sie anstelle von Ihren Händen eine handelsübliche Pinzette benutzen.
Greifen Sie das Cross-Tape mithilfe der Pinzette an einer Ecke, lösen Sie es von der Trägerfolie, und halten Sie es so an die vernarbte Stelle Ihres Körpers. Der Punkt, von dem sich das Pflaster wortwörtlich am stärksten angezogen fühlt, ist der Schmerzauslöser. Kleben Sie das

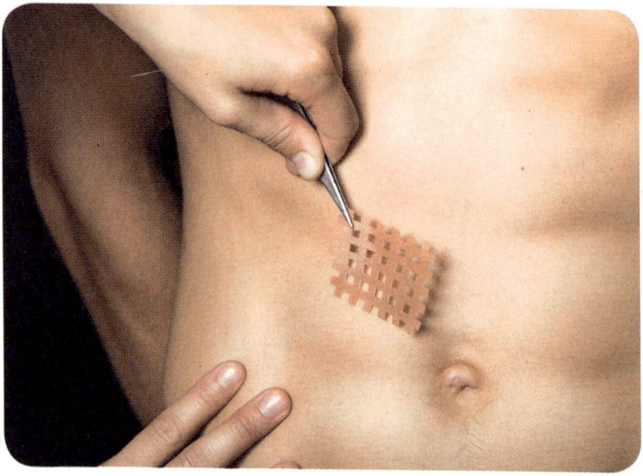

Cross-Tapes sind am besten mit einer Pinzette anzufassen und an die Narbe zu halten.

Cross-Tape genau dorthin, wo es hinwill, indem Sie die Pinzette öffnen. Streichen Sie anschließend mit Ihrer flachen Hand über das Gitterpflaster und aktivieren dadurch den Polyacrylatkleber.

INFO

EINSCHNITT: NARBEN HABEN NACHHALTIGE WIRKUNG IM KÖRPER

Obwohl die Haut nach einer Verletzung oder einem operativen Eingriff wieder zusammengewachsen ist, kann sie uns lange Zeit danach noch Schmerzen bereiten. Vernarbte Stellen fallen nicht nur optisch – durch ihre blasse oder knallrote Erscheinung – auf, sondern auch wegen ihrer Eigenschaften: Sie sind oft fester, dicker, härter, sensibler und sogar gefühlloser als die restliche Haut unseres Körpers. Das macht Narben nicht gerade beliebt!

Hinzu kommen ihre negativen Auswirkungen auf die Beweglichkeit des Menschen. Besonders Narben in der Nähe eines Gelenks können dessen Funktionsfähigkeit beeinträchtigen.

Als regelrechte »Störfelder« gelten vernarbte Stellen nach einem Kaiserschnitt und einer Entfernung des Blinddarms: Die Spuren des Eingriffs stören den Energiefluss unseres Körpers und können somit Beschwerden verursachen. Nicht ohne Grund sagt der Volksmund: Narben hat man ein Leben lang.

Gesicht

Beim Cross-Taping im Gesichtsbereich benutzen Sie eine Pinzette zum Anlegen. Ein Gitterpflaster auf dem seitlichen Kaumuskel unterhalb des Ohrs etwa kann Ihnen helfen, die entsprechende Muskulatur zu entspannen und somit nächtliches Zähneknirschen (Bruxismus) zu verhindern und sogar leichte Kopfschmerzen zu lindern. Testen Sie die Anziehungskraft des lokalen Tapes wie oben beschrieben, um den genauen Schmerzauslöser ausfindig zu machen. Um Dysbalancen zu vermeiden, sollten Sie auf die andere Seite ebenfalls ein entsprechendes Cross-Tape kleben. Gitterpflaster im Gesicht

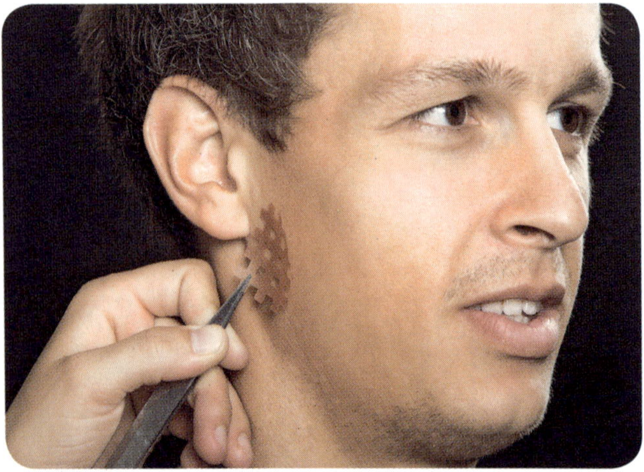

Ein Cross-Tape entspannt die Kaumuskulaur und verhindert damit nächtliches Zähneknirschen.

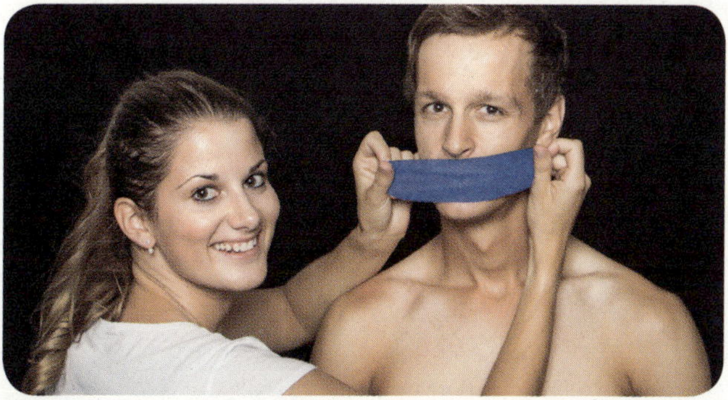

können außerdem Spannungskopfschmerzen regulieren. Kleben Sie dazu ein kleines Pflaster jeweils rechts und links auf Ihre Schläfen.

Genug gesagt – jetzt sind Sie an der Reihe! Wenn Sie diesen Ratgeber aufmerksam gelesen haben, wissen Sie nun, wie Sie sich mit den bunten Bändern selbst helfen können, oder auch unliebsame Gesprächspartner zum Schweigen bringen – wie das geht, sehen Sie im obigen nicht ganz ernst gemeinten Bild.

AHA!

Kinesio- und Cross-Tapes schließen sich nicht aus

- *Cross-Tapes sind* punktuell, *Kinesio-Tapes* flächig.
- *Gitterpflaster werden immer* beidseitig *angelegt.*
- *In der Kombination werden* zuerst Cross-Tapes *geklebt.*

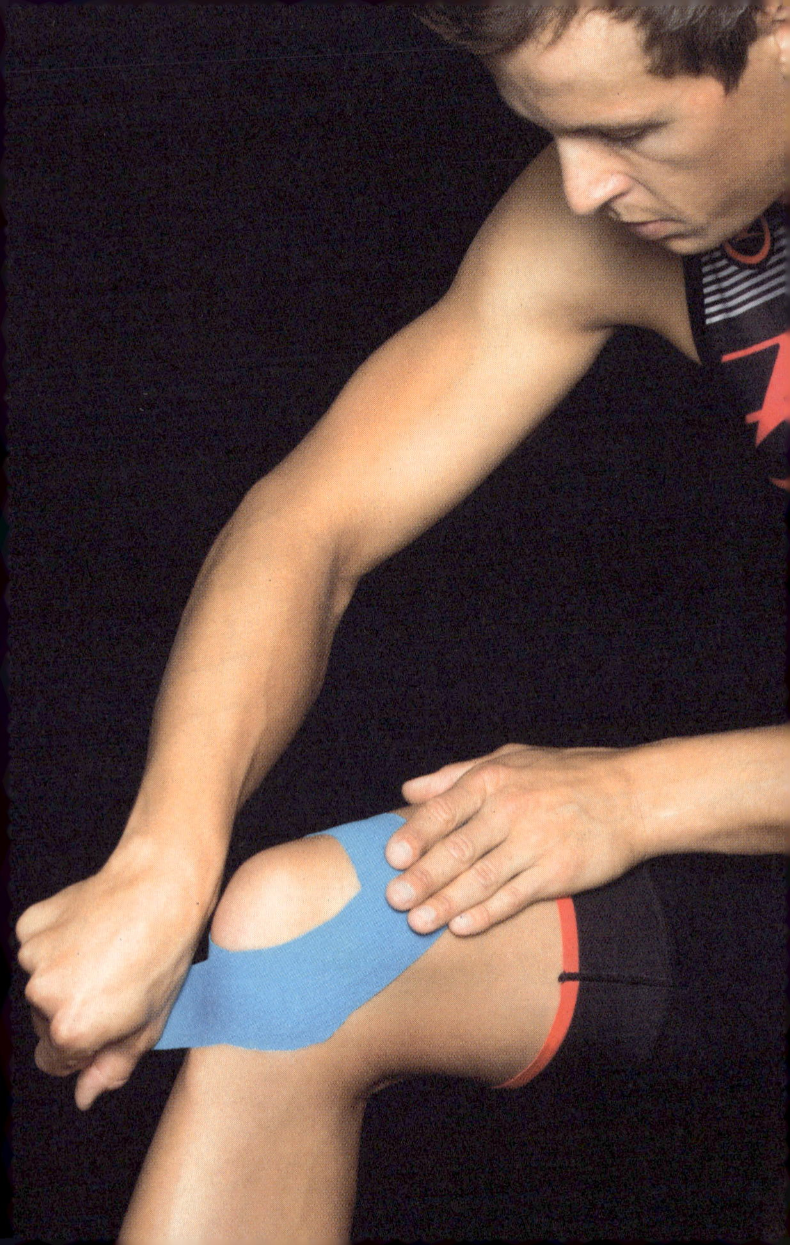

Anhang

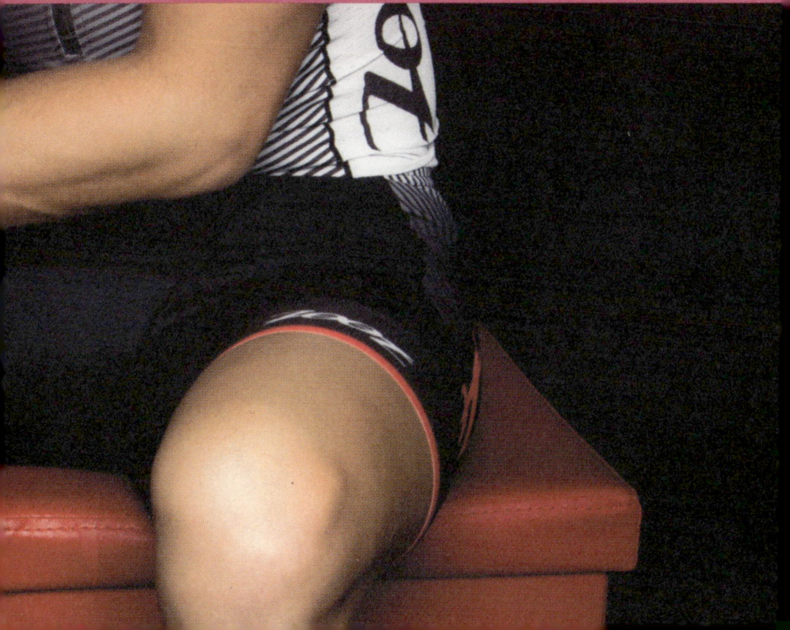

Beschwerderegister

Beschwerderegister (Fortsetzung)

Taping-Schablonen

Als besonderen Service haben wir auf dieser und der folgenden Seite zwei Tapes in verschiedenen Größen für Sie abgedruckt.
Mithilfe der beiden Schablonen können Sie die richtige Größe des Klebebands ermitteln und die Ecken der einzelnen Streifen schön abrunden. Die Schablonen sind als Orientierungshilfe für kleine und mittelgroße Tapes gedacht. Kopieren Sie sich dazu am besten zuerst das entsprechende Tape, und schneiden Sie es anschließend aus. Dann legen Sie die Schablone auf Ihre Taping-Rolle und fahren die Umrisse nach.
Sie werden sehen: Im Handumdrehen haben Sie so das passende Tape für sich zugeschnitten.

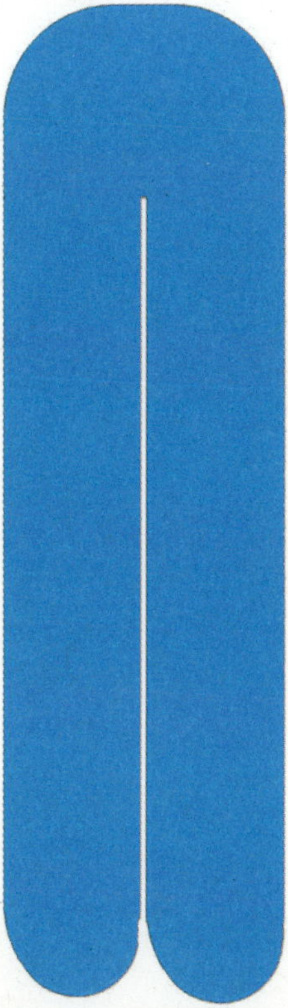

Hier sehen Sie ein mittelgroßes I-Tape mit abgerundeten Ecken. Schneiden Sie es mittig in Längsrichtung ein, ergibt sich daraus ein Y-Tape mit zwei Zügeln.

Bei der zweiten Schablone handelt es sich um ein kleines I-Tape, das an den Ecken in Form eines Halbkreises geschnitten ist. Die Rundungen schützen das Klebeband vor dem Ausfransen – vergleichbar mit einem Teppich.

Danksagung

Mein herzlicher Dank gilt E. T. für seine aufrichtige Freundschaft und emotionale Unterstützung bei diesem Buch.

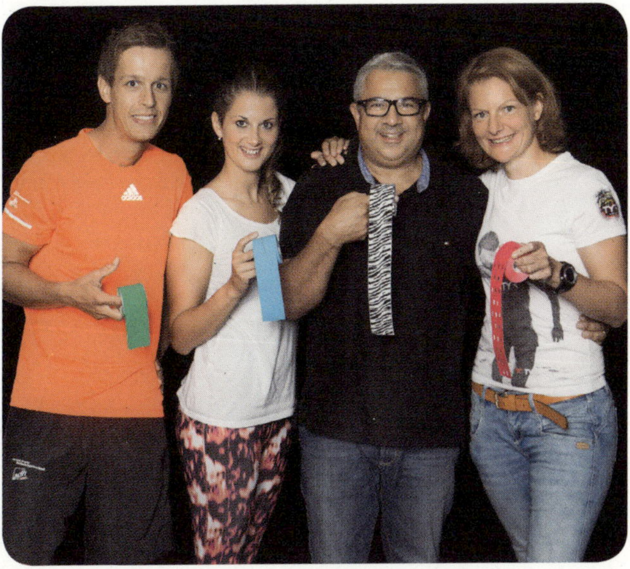

Außerdem danke ich Physiotherapeutin Simone Lay, Triathlet und Trainer Christian Weich sowie Sport-Fotograf Ralf Graner für ihren großartigen Einsatz vor und hinter der Kamera!

Infoservice

Literatur

Eder, Klaus/Mommsen, Hauke: *Richtig Tapen – Funktionelle Verbände am Bewegungsapparat optimal anlegen.* Splitta 2012

Gleditsch, Jochen M.: *Reflexzonen und Somatotopien – Vom Mikrosystem zu einer Gesamtschau des Menschen.* Elsevier 2005

Groth, Klaus J./Gericke, Ralph-E.: *Kleb den Schmerz einfach weg – Die innovative Therapie mit den Kinesio-Tapes.* Herbig 2016

Hecker, H. U./Liebchen, Kay: *Aku-Taping – Wirksam bei akuten und chronischen Schmerzen und Beschwerden.* Trias, 2012

Ilbeygui, Ramin: *Taping – Techniken, Wirkungen, Klinische Anwendung.* Urban & Fischer 2016

Kirsten, Robert: *Faszien-Taping – Wirksame Selbsthilfe bei Muskel- und Gelenkschmerzen.* Südwest 2016

Kumbrink, Birgit: *K-Taping – Grundlagen, Anlagetechniken, Indikationen.* Springer 2011

Langendoen, John/Sertel, Karin: *Das Taping-Selbsthilfe-Buch.* Trias 2011

McGill, Stuart: *Rücken-Reparatur: Die McGill-Methode, um Rückenschmerzen selbst zu heilen.* Riva Verlag 2016

Mommsen, Hauke/Eder, Klaus/Brandenburg, Uwe: *Leukotape K – Schmerztherapie und Lymphtherapie nach japanischer Tradition.* Spitta 2008

Paoletti, Serge: *Faszien – Anatomie, Strukturen, Techniken, Spezielle Osteopathie.* Urban & Fischer 2011

Reichardt, Elfi/Lutter, Norbert: *Dolo-Taping – Der sanfte Weg der Schmerztherapie.* Aurum 2008

Reim, Nora: *Faszien.* Mankau 2016

Schleip, Robert: *Lehrbuch Faszien – Grundlagen, Behandlung, Forschung.* Urban & Fischer 2014

Schwind, Peter: *Faszien – Gewebe des Lebens.* Irisiana 2015

Sielmann, Dieter/Christiansen, Hermann: *Medi-Taping – Schmerzfrei durch den Alltag*. Trias 2010

Sielmann, Dieter/Hammelmann, Iris: *Medi-Taping im Sport*. Trias 2012

Stechmann, Klaas: *Faszien selbst behandeln – Endlich schmerzfrei werden*. KVM 2015

Internetadressen

Hochwertige Tapes aus atmungsaktiver Baumwolle
→ www.physiotape.de

Hochwertige Sport-Tapes aus Viskose
→ www.pinotape.de

Hochwertige Tapes aus 100 Prozent Synthetik
→ www.kttape.com

Hochwertige Tapes mit 180 Prozent Dehnung
→ www.rocktape.de

Hochwertige Tapes von Birgit Kumbrink
→ www.k-tape.com

Lauf- und Triathlon-Bekleidung
→ www.zootsports.com

Forschungsabteilung von Dr. Robert Schleip an der Universität Ulm
→ www.fasciaresearch.de

Myofasziale Leitbahnen nach Thomas Myers
→ www.anatomytrains.com

Deutsche Gesellschaft für Myofascial Release e. V.
→ www.myofascial.de

Fasziendistorsionsmodell nach Typaldos
→ www.fdm-europe.com

Physiotherapie-Praxis von Peter Gräschus und Martin Rumpel
→ www.rehaktiv-plus.de

Sportwissenschaftler, Trainer und Triathlet Christian Weich
→ www.c-energize.de

Physiotherapie-Praxis von Simone Lay
→ www.atlas-reha.de

Register

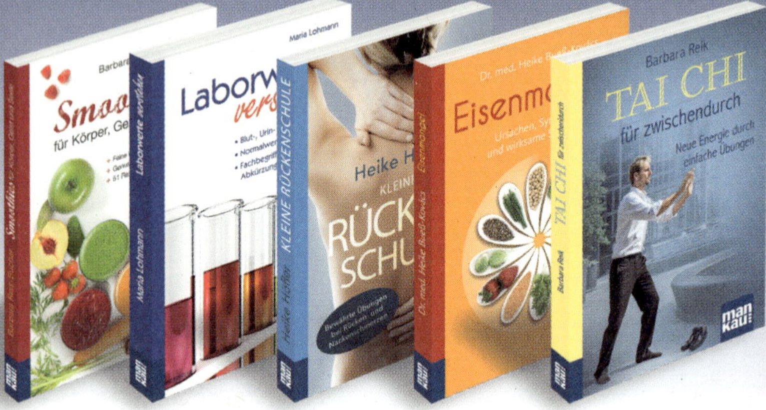

Alle Titel aus unserer Kompakt-Reihe:

Baur/Thurner: **Die besten Pilates-Übungen**
ISBN 978-3-86374-272-0

Bloos: **Heilsteine**
ISBN 978-3-86374-311-6

Bueß-Kovács: **Eisenmangel**
ISBN 978-3-86374-290-4

Donhauser: **Vegan kompakt**
ISBN 978-3-86374-252-2

Frohn: **Das kleine Buch der Hausmittel**
ISBN 978-3-86374-264-5

Hätscher-Rosenbauer: **Kleine Augenschule**
ISBN 978-3-86374-314-7

Harnisch: **Moringa oleifera**
ISBN 978-3-86374-193-8

Höfler: **Kleine Rückenschule**
ISBN 978-3-86374-329-1

Li/Klitzner: **Heiltees**
ISBN 978-3-86374-184-6

Li: **Organuhr**
ISBN 978-3-86374-269-0

Lohmann: **Laborwerte verstehen**
ISBN 978-3-86374-158-7

Alles auf einen Blick:
www.gesundheit-kompakt.info

Neumayer: **Heilen mit Zahlen**
ISBN 978-3-86374-208-9

Neumayer/Stark: **Medizin zum Aufmalen**
ISBN 978-3-86374-132-7

Neumayer: **Multitalent Zink**
ISBN 978-3-86374-317-8

Reik: **Sicher als Frau**
ISBN 978-3-86374-299-7

Reik: **Tai Chi für zwischendurch**
ISBN 978-3-86374-377-2

Reim: **Faszien**
ISBN 978-3-86374-287-4

Reim: **Taping**
ISBN 978-3-86374-361-1

Rias-Bucher: **Garten-Smoothies**
ISBN 978-3-86374-199-0

Rias-Bucher: **Keimlinge und Sprossen**
ISBN 978-3-86374-364-2

Rias-Bucher: **Smoothies für Körper, Geist und Seele**
ISBN 978-3-86374-164-8

Rias-Bucher: **Winter-Smoothies**
ISBN 978-3-86374-181-5

Röcker: **Heilen mit Bachblüten**
ISBN 978-3-86374-161-7

Schwinghammer: **Knigge kompakt**
ISBN 978-3-86374-258-4

Simonsohn: **Chia**
ISBN 978-3-86374-296-6

Spitz/Grant: **Vitamin D**
ISBN 978-3-86374-178-5

Straubinger: **Säure-Basen-Balance**
ISBN 978-3-86374-255-3

Weidinger: **Achtsamkeit für jeden Tag**
ISBN 978-3-86374-261-4

Winter: **Abnehmen ist leichter als Zunehmen**
ISBN 978-3-86374-126-6

Wolffskeel: **Die 12 Salze des Lebens**
ISBN 978-3-86374-129-7

Wormer: **Bluthochdruck**
ISBN 978-3-86374-380-2

Wormer: **Diabetes**
ISBN 978-3-86374-383-3

Wormer: **Fibromyalgie**
ISBN 978-3-86374-211-9

Wormer: **Hashimoto**
ISBN 978-3-86374-175-4

Wormer: **Tinnitus**
ISBN 978-3-86374-275-1

Unsere Bücher erhalten Sie bei Ihrem Buchhändler! Besuchen Sie auch unsere Internetseite mit Bestellmöglichkeit, Internetforum, Leseproben, Veranstaltungstipps und Newsletter: **www.mankau-verlag.de**

man kau